U0217172

好好告别

如何疗愈你的哀伤

香港大学社会工作哲学博士
康奈尔大学医学院富布赖特青年访问学者 | 唐苏勤 等◎著

中国纺织出版社有限公司

内 容 提 要

失去挚爱后，我们陷入了一种名为哀伤的困境。我们焦虑痛苦，我们麻木孤独，我们思念渴望，我们不知所措……生命的失落如此刻骨铭心，以至于我们否认抵抗，我们逃避掩饰，我们封闭自我，我们内疚自责……在大部分情况下，这些反应都是正常的，但我们还需要警惕持续时间过长、对日常生活产生严重影响的哀伤。

失落已经无法改变，我们只能在一切发生之后重新投入生活。这意味着重新定义与逝者的关系，发现和寻找生活的意义。我们有能力应对失去挚爱的挑战，有能力照顾好自己，也有能力寻找到自己需要的帮助，并且有勇气帮助他人渡过哀伤的狂风骤雨。本书为所有面临哀伤的读者提供了具有可操作性的疗愈指导。

图书在版编目（CIP）数据

好好告别：如何疗愈你的哀伤 / 唐苏勤等著.
北京：中国纺织出版社有限公司，2024.8. -- ISBN
978-7-5229-2026-9

Ⅰ . R749.055

中国国家版本馆CIP数据核字第202489H1E8号

责任编辑：郝珊珊　　责任校对：高　涵　　责任印制：储志伟

中国纺织出版社有限公司出版发行
地址：北京市朝阳区百子湾东里A407号楼　邮政编码：100124
销售电话：010—67004422　传真：010—87155801
http://www.c-textilep.com
中国纺织出版社天猫旗舰店
官方微博 http://weibo.com/2119887771
天津千鹤文化传播有限公司印刷　各地新华书店经销
2024年8月第1版第1次印刷
开本：880×1230　1/32　印张：10.5
字数：218千字　定价：68.00元

凡购本书，如有缺页、倒页、脱页，由本社图书营销中心调换

编 委 会

自序
寻找另一种真相

　　失去是人生的必经之路。童年消逝、背井离乡、失业、分手、亲友离世……生命中的分离与死亡无时无刻不在发生，人们跌倒了又爬起来，继续前行。可惜，我们往往只能看到那么多人走到人生下一站，却不知道他们是如何做到的。为亲友离世后迷宫般的失落旅程绘制一张地图，正是我们写作这本书的初衷。这张地图的起点叫作失去，但我们希望伤心之人在终点可以找到新的真相。

　　我们希望这张地图可以映照你的哀伤。当死亡带走挚爱，人们悲痛欲绝、愤怒自责、精疲力竭、怀疑一切，我们会告诉你，不要害怕，不必着急，让哀伤自然流淌。当失去的挚爱是选择主动结束自己的生命时，是素未谋面的孩子时，或是情同家人的宠物时，我们的感受更复杂，却也更难得到旁人理解。但你并不孤独，这种"被剥夺的哀伤"也可以在查看这张地图时找到共鸣。被看见，被听见，被理解，是重新拥有自我的开始。

　　我们希望这张地图可以助你不惧前路。在这段失落旅途中，有人害怕情绪失控，有人误入谴责陷阱，有人将深陷哀伤视作爱的忠诚，有人将再次体验到快乐等同于对逝者的背叛……这些误解与担忧让人们作出种种对自己苛刻、又难让逝者安心的选择——不再想，不再爱，不再感受，不再信任。我们会陪伴你走过最初的日子，帮助你调整情绪，重建与逝者的联结，再次投入生活，发现与寻找意义。理解和善待自己，告别与安放逝者，是重新拥有生活的开始。

我们希望这张地图可以引导你环顾四周。我们鼓励你积极寻求帮助，这些帮助可能来源于亲朋好友，与你有相似经历的同路人，抑或是心理健康专业人士。我们会向你介绍如何分辨自己需要何种帮助，谁能提供这种帮助，以及如何拒绝和远离那些带给我们二次伤害的人。鼓起勇气向对的人讲述内心故事，是拥有新的社会联结的开始。

我们也希望这张地图可以告诉你如何抚慰伤心之人，除了一句"节哀顺变"，你还能做得更好。我们会分享安慰朋友、家人、长辈、孩子的"禁忌"与"锦囊"。愿意改变固有习惯，尝试提供合适的帮助，是拥有更深信任关系的开始。

我们还希望这张地图背面的唠叨——"善别事务指南"——能让身处混乱中的伤心之人获得一丝掌控感。我的一个学生曾跟我分享，父亲意外死亡后，在把遗体从医院送到殡仪馆的过程中，慌乱中不知所措的他被中介狠狠宰了一笔。等所有流程都快走完了，他才得知殡仪馆是公益事业单位，所有流程和花费可以更透明、更节省，自己本可以不必在经历丧父之痛后又承受财产损失。在失去到来前拥有这些信息，或许会成为失去后的一颗"定心丸"，让我们在狂风暴雨中保持安定。

感谢郝珊珊编辑，是你促成我们把想法变为现实。感谢作者团队的所有小伙伴，是你们的坚持不懈让这张地图顺利完成。感谢所有愿意通过各种方式讲述自己失落故事的人，是你们的慷慨分享让大家看到新的真相：原来我们还可以拥有失去。

2024 年盛夏于深圳

目录

第一篇

亲友离世后的哀伤

第一章 常见哀伤反应

亲友离世后，人们可能会出现各种不同的反应，主要体现在情绪、认知、行为、生理四个方面。这些身心反应或是暂时性的，或会持续存在，或会反复出现，我们把它们统称为哀伤。哀伤是我们面对亲友离世时的自然反应，是我们表达情感和应对失去的一种方式。

第一节　情绪反应

得知亲友离世后，我们往往先感受到强烈的情绪痛苦，抑郁、悲伤、内疚、恐惧、责备自己或他人、对外界和未来的焦虑与恐惧包围着我们。我们会感到惊诧和难以接受，感觉自己的一部分自我已经随着亲友的离世而远去，难以体验到积极情绪；还可能产生情绪上的麻木，有时不免因失去陪伴而感到孤独，深切思念并强烈渴望见到离开的亲友。为亲友离世而哀伤的同时，我们可能还会为随之而来的其他失去感到哀伤：失去经济支柱，看不到人生目标，失去自己原有的社会角色……这些经历中混杂着更多复杂的情绪。情绪反应的强烈程度与我们的个人情况有关。曾经经历酗酒、抑郁症等困扰，正在面临工作、学习的难题及其他生活危机，或是缺乏社会支持等，都会放大我们的负面情绪。

每个人体会到的哀伤是相似的，每个人体会的哀伤也是独特的。我们独自经历着哀伤带来的所有，也需要时间一步步走过哀伤的幽谷，慢慢去接纳和抚平自己的哀伤反应。

抑郁、沮丧、痛苦、绝望

凉山月（网名）谈到自己很努力地让一切看起来如常，但在人特别多的地方，不知道为什么，有时突然一下情绪会很崩溃。单位开大会坐在会场里，她不愿意在人前落泪，但根本控制不住。谈到这里，她在电话那头问："这是不是抑郁的征兆？"

关于丧亲带来的痛苦，有人说"像被一颗原子弹摧毁了"，有人说"像刀子从表层一点点划透心脏"——每个人只能从自己有限的个体经验打比方，有人想起来自己得过胆结石，有女性想到分娩痛，甚至是烧伤、车祸，但和丧亲之痛相比，好像根本算不了什么。

○ 来源：为什么我们不要说"节哀"？（《人物》杂志 2023 年 5 月）

亲友离世后，很多人会感觉抑郁、沮丧、痛苦甚至绝望，常常毫无征兆就想大哭一场，有时会控制不住地泪流满面，想到亲友不在了，自己的生活也没什么意思。这些情绪是我们面对失去时内心深处最自然的反应。我们可以流泪感叹、心痛无助，允许自己感受这些情绪，给予自己时间和空间去面对和表达。

焦虑、害怕、恐惧

我们之所以会焦虑，主要是因为亲友离世后，我们失去了往日所拥有的控制感和安全感，强烈地感受到了生命的不可预测性。亲友的逝去也是一个提醒，提醒我们需要面对自己生命的有限性，面对因各种原因离世的可能性——病痛的折磨、突发的意外、不便公开的事件等，正是这种不确定性引发了我们强烈的焦虑感。

亲友的逝去不仅意味着再也见不到这个人，还意味着无法再更新这段依恋关系，我们可能还会产生另外一种担心，会害怕再次经历失去重要亲人、亲密挚友，失去与他们之间的独特关系的痛苦。尤其是当我们的生活在一定程度上依赖逝者时，当面临职业发展、爱情婚姻、健康问题等需要进行选择和决策的人生重大事件时，我们会产生莫名的紧张和恐惧感。

有时，我们的担心和焦虑还涉及现实生活中的其他人。由于社会和我们自己对哀伤历程的了解还不足够，我们可能会担心别人不能理解而选择对自己的伤痛避而不谈，想找人倾诉却又害怕自己的哀伤给他人带来负担。

愤怒

阿强在一年前失去了他生命中最为重要的人，他的母亲被癌症夺去了生命。母亲去世后，他经历了强烈的愤怒情绪。他觉得母亲不应该那么早就离开他，还有许多事情和时刻他们本应一起分享。同时他还认为自己不应该经历这样的痛苦，为什么其他人能够享受母亲的陪伴，他认为命运非常不公平。

◯ 来源：根据真实案例改编

愤怒也是一种正常的哀伤反应，在亲友离世的初期尤为强烈。我们会对自己生气，反复回想如果自己在某一个环节没做什么或者做了什么，也许他就不会离去。我们会责怪自己过于脆弱才会一直深陷于哀伤中。我们会对他人生气，责难"漠不关心"逝者的家人，怪罪没尽全力的医生。我们会对上天生气，指责老天爷不公平，好人没有好报。我们也可能会对逝者生气，认为离世的亲友是不负责地"抛弃"了自己。我们还可能会对那些想要关心我们的人生气，难以接受他们"尽快走出来"的劝慰……巨大的哀伤使愤怒不断燃烧，一些平时不轻易动怒的人在这时候也会变得易怒和不那么宽容。

愤怒可以看作哀伤情绪的转移，帮助我们从哀伤的剧痛中转移注意力，掩盖由哀伤导致的极度痛苦的感觉，如恐惧、内疚、渴望、沮丧或绝望等，暂时回避由死亡现实带来的打击。肆意地攻击和宣泄可能会给自己和身边的人带来伤害，而强行压抑愤怒也可能转化为一种我们对自己无声的埋怨和攻击。愤怒的背后藏着的是我们对逝者死亡的不解和质疑。我们可以充分看见和承认自己的愤怒，全然允许愤怒的情绪存在，对它报以充分的宽容和接纳，并留心寻找合适的方式和出口来表达。

孤独

孩子殇逝的时候，刘新宪正处于事业的顶峰。他在美国一家高速发展的高科技公司担任总经理，雄心勃勃地要把公司做到世界一流。孩子的葬礼之后，他迅速回归事业。支持他走进办公室的不再是远大的前程，他只想让每天十几小时的高负荷工作分散自己的注意力。然而，任凭工作多么繁重，内心中无法言述的剧痛和巨大的孤独感汹涌袭来：不是因为身边没人说话，而是身边的人，除了妻子，没人能理解他无法用语言描述的痛苦。这种痛苦，他也从来没听人说起过。

> 来源：中国 100 多万失独家庭，如何熬过丧亲之痛（《三联生活周刊》2020 年 36 期）

孤独感很难避免，它可能来源于社会的约束和自我的禁锢。现代社会对经历丧亲之痛的人们普遍缺乏耐心，甚至可以说是苛刻的。它期待我们在几天丧假后就回归工作和生活，对非一级亲属和朋友的离世更是没有预留哀悼的时间，从客观上限制着我们与外界交流、向他人倾诉的可能性，让我们对亲友离世后陌生的世界无所适从。同时，重要他人的逝去可能让我们沉浸在自我的哀伤世界中，产生被抛弃感、自卑感，而触景生情使孤独感更为强烈。亲友的离去既意味着我们失去了某部分珍贵的社会支持，也意味着我们再也找不到那份情感的寄托之处。

孤独的体验在人生的旅途中本就普遍存在，我们一直和自己的孤独相处，而哀伤使孤独感不断被放大，让我们无处可逃。

思念、想念、渴望见到逝者

凉山月在丈夫猝死后，对丈夫充满了思念之情。她在社交网络平台上写的每一篇帖子开头都是"爱我的人走的第 × 天"。她时常想起与丈夫一起度过的美好时光，比如一起旅游。新疆之行，都是丈夫开车，开了整整 20 天；黄山之行，丈夫为了省钱，自己跑步下山，让她和女儿坐缆车；北戴河之旅，遇到原油泄漏，她的脚上粘着黑乎乎的油，丈夫蹲下来帮她擦鞋……太多的回忆与思念，以至于在大扫除时拆开枕套，发现枕芯里一圈圈的泪痕。

丈夫离世已经两年了，她还是会很想跟他说话。指纹锁不太灵敏，修锁的人说要 360 元，有点舍不得，到处找备用钥匙。找不到，想问问他，你放到哪里去了？也想问问他，天堂的人需要吃饭吗？元宵节吃汤圆了吗？你最喜欢吃的蛋炒饭，有人给你做吗？有人提醒你不要熬夜吗？有人提醒你给你父母打电话吗？想知道天堂里是不是也有爱情，等我老了来找你，你还认得出我吗？

> 来源：为什么我们不要说"节哀"？（《人物》杂志 2023 年 5 月）

思念是对逝去亲友的强烈渴望，对他们的存在和与他们共享时刻的怀念。每个人的思念方式和强度各不相同：有人可能会在日常生活中频繁地想起逝者，回忆两人的共同经历和互动；有人可能会在特定的场合或纪念日特别思念逝者；有人可能会在面对人生重要转折点或挫折时怀念逝者；还有人可能会在安静独处时生出思念之情。

震惊

小于突然失去了和她最亲密的姐姐，姐姐的意外离世给她带来了巨大的震惊。在得知姐姐去世的消息后，小于感到完全无法相信。她无法理解姐姐不再活着的事实，感觉就像是做了一场噩梦。她经历了很长一段时间的迷茫和困惑，试图寻找答案和理解为什么这样的事情会发生。

来源：根据真实案例改编

无论亲友是因为意外事件突然离世，还是我们以为自己已经做好了心理准备，当死亡真正来临时，它仍会在我们内心引发强烈的震撼和冲击，我们不敢相信、难以接受逝者已经离去的事实。在震惊的状态下，我们可能会感到麻木、迷茫和无法理解，这些都是正常的反应。震惊是我们面对失去的一种自我保护机制，就像一个空挡，帮助我们缓冲和适应突如其来的打击，让我们有时间和空间来处理和接受悲痛的现实。

麻木

问 "我很爱他，但为什么他离世我却很麻木，一滴眼泪也没有流呢？"

答 在意识到亲友离世的初期，我们可能会感到麻木。请不要责怪自己"冷漠无情"，这是再正常不过的反应。感受不到悲伤并不代表我们不爱逝去的亲友，恰恰相反，正是因为我们的爱是如此之深，痛楚才如此难以承受，需要用隔离来保护自身。亲友的离世给我们的打击过于沉重，如果允许所有感受都在同一时间涌入，可能会压垮自己。在哀悼初期，麻木往往是一种有益的"缓冲剂"，保护我们不会被大量涌入的感受侵袭。一般情况下，随着时间的推移，麻木会慢慢融化，哀伤会自然流露，帮助我们在自己能承受的状态下逐渐接受和面对丧亲之痛。

感受不到快乐

脸书（Facebook）首席运营官谢丽尔·桑德伯格（Sheryl Sandberg）曾经历过无法接受自己"好转"，无法感受快乐的阶段。在丈夫意外死亡后第 30 天，她在脸书上贴出悼念长文，文中提道：当人们对我说"你和你的孩子们会重新快乐起来的"，我的心告诉我，"是的，我相信"，可是我知道我永远也不可能感受到单纯的快乐了。

在父亲去世后，每当小玲感到开心或享受某种快乐时，她会被内疚的感觉所困扰。她觉得自己不应该感到快乐，因为父亲已经离开了她。她认为感受快乐是对父亲的背叛与不尊重，觉得自己应该一直处于悲伤和痛苦之中。

○ 来源：根据真实案例改编

在失去挚爱之后，很多人会认为，如果不保持痛苦，就意味着自己对逝者的离世无动于衷。我们对生活中的快乐感到愧疚和自责——"我爱的人去世了，我怎么还能笑？"许多人也将哀伤平复旅程中的痛苦看作对逝者的爱，或者是对内疚的补偿，认为"我没有好好陪他，痛苦也是我该承受的"。带着这样的信念，我们过着"苦行僧"一般的生活，不允许自己感受到积极情绪，而是让自己持续活在痛苦中，以此来证明自己对逝者的感情，来表达对逝者的思念。

当然，有时候我们未必会对积极情绪有这么明确的想法和信念。抑郁、悲伤、沮丧、绝望的情绪过于强烈，占据了生活的大部分，没能给快乐和喜悦留下一席之地。

死亡焦虑

小王在母亲逝去后，对生命的脆弱性和短暂性有了更深刻的认识。她开始担心自己或其他亲人会突然离世，担心自己无法预测和控制未来的死亡事件。

◯ 来源：根据真实案例改编

死亡焦虑是由死亡直接或间接引起的一系列情绪和认知反应。人们感到生命受到威胁、不安、苦恼、过度焦虑，对一些物品、场景或事件产生恐惧感，并涉及对存在的有限性、生命的脆弱性和无法逆转的结束的思考。死亡焦虑带来的不全是负面影响，它也可能让我们开始反省生死，意识到人生苦短，感受到此时此刻的珍贵与活在当下的幸福。

第二节　认知反应

认知反应指的是与亲友离世这件事有关的想法，我们可能会不断否认他的离世来抑制我们的痛苦，不相信死亡事件真实发生了；我们总是会不自觉地想起离世的亲友，想起与他相关的事，反复回想这段失去的经历；有时我们觉得亲友仍在人世，仿佛他就在身边注视着我们；有时我们不断地责备或贬低自己，甚至打击自己的自尊心。此外，我们还可能产生一种不真实感，注意力和记忆力下降、思维混乱，严重时可能还会产生自杀念头，希望自己跟随逝者一同离去。

突然想起逝者及与逝者相关的事

失去妈妈的元元（网名）在网络日志中写道：晚上和朋友去吃了火锅。想到以前和妈妈去海底捞，妈妈都会做好看的指甲。我还记得有一次做了裸色拼灰色带小亮片的，妈妈的手很好看。

○ 来源：为什么我们不要说"节哀"？（《人物》杂志 2023 年 5 月）

总有某些时刻，我们会突然想起逝者，想起与逝者相关的事情。这些回忆会被特定的环境、地点或情境所触发，如经过逝者曾经去过的地方，听到他们喜欢的音乐，闻到与他们有关的特殊味道，或者做曾经与逝者一起做过的事情。这些回忆可能是美好的，也可能是痛苦的。想到过往的美好，更觉当下的遗憾；想到过往的冲突，更后悔未能及时弥补，这些"触景生情"会让我们突然陷入悲伤和想念。

反刍

小云的母亲在小云跳楼自杀后，还总是回想起过去与女儿相处的点滴，设想着参加女儿的升学典礼、毕业典礼，再把她交给值得托付的男人。可是她再也等不到了，她总是控制不住地一遍一遍回想，认为自己走不出来了，也不知道应该如何度过接下来的生活。

> 来源：根据真实案例改编

小云的母亲"控制不住"地反复回想与女儿自杀相关的点点滴滴，包括这件事给自己带来的影响、这件事对自己的意义、自己应该如何应对这件事等，都是"哀伤反刍"的典型表现。哀伤反刍指的是反复思考丧亲之痛的反应、原因、后果、意义等一系列内容的思维过程。哀伤反刍的内容主要有以下几类：

怀念美好：反复怀念与逝者共同度过的美好时光，反复怀念逝者对自己的好，反复怀念逝者的积极品质。

回想冲突：反复回想与逝者生前的冲突，反复回想逝者消极的性格特点，反复回想自己不喜欢逝者的地方。

思考自身反应：反复分析自己对失去逝者这件事情的感受，反复问自己对逝者离世的反应是否正常，反复尝试理解自己对他离世的感受。

思考他人反应：反复问自己是否从家人朋友那里获得了恰当

的支持，反复问自己是否从朋友和熟人那里得到了足够的支持，反复想自己希望其他人在面对自己的丧失经历时如何反应。

质疑不公平：反复问自己为什么要承受失去逝者这件事，反复想逝者的离世是多么不公平，反复琢磨为什么这件事发生在自己而不是其他人身上。

反事实思维：反复分析自己如何做本可以不让逝者离世，反复想自己或其他人本可以做什么来阻止这件事发生，反复问自己如果情况有所不同逝者是否就不会离开。

思考失去亲友的后果和意义：反复想逝者的离世给自己带来的后果，反复分析逝者的离世对自己的意义，反复思考逝者的离世怎样改变了自己的生活。

自我安慰：反复想到逝者的去世对他来说是一种解脱，反复想到逝者的去世对自己来说也是一种解脱，反复想到在与逝者的相处中自己已经做得很好了。

寻找积极面：反复想到自己要怎样按照逝者的心愿好好过日子，反复想起逝者的离去让自己有机会直面困难，反复想起逝者的离去让自己更加珍惜现在拥有的东西。

考虑他人：反复想到自己要好起来而不让家人担心，反复思考要怎么做才能帮家人顺利度过这段时期，反复思考要怎么做才能不让自己影响家人的情绪。

在上面这些哀伤反刍思维中，有些想法可能过一段时间就会消失，有些想法则可能持续很长时间，让我们感觉自己在"钻牛角尖"，因难以自拔而感到越加焦虑或抑郁。需要明白的是，对丧亲的反刍并不都是消极的或积极的，有一些反刍类型是非适应性的，可能会加重我们的情绪负担；而有一些反刍类型是具有适应性的，也就是能够帮助我们适应哀伤。我们中的一些人在丧亲后常常感到不公平，带着内疚与后悔反复琢磨自己本可以不让逝者离去，这可能会加深我们的负面情绪，让我们越陷越深，是一种适应不良的反刍。而有一些人会进行自我安慰而非自我批判，或者不断寻找丧亲的积极面，并思考自己对丧亲的感受、想法和意义，这对我们来说是有利的，不仅可以减少我们的心理痛苦，还能帮助我们更好地倾听自己，与自己对话，理解和整理逝者离世的现实，并从中寻找意义。此外，帮助我们的家人朋友顺利度过这段时期也能让我们更好地面对哀伤，适应哀伤，促进我们的创伤后成长。

否认逝者已经离世，觉得逝者依然存在

李阿姨的丈夫因车祸意外死亡，在意外到来的前几天，刚好是他们的 30 周年结婚纪念日。从那以后的几个月，李阿姨对外依然称丈夫在家休息，也拒绝外人探访。李阿姨觉得丈夫依旧在自己身边，每天都会喊他的名字，做饭也会做丈夫的那一份。

> 来源：根据真实案例改编

我们可能会在很长一段时间里都难以接受亲友已经离世的现实，在日常生活中总感觉他们依然存在，就在我们身边，做事时也不自觉地把他们考虑在自己的计划之中，回过神来才意识到，逝者已经不在了。这样的状态并非"不正常"，它更像是我们在

心理上继续保持与逝者联结的一种努力和尝试。

贬低自己，打击自尊

小华在一次车祸中失去了他深爱的母亲。从此，他开始对自己产生贬低和怀疑的情绪。小华开始责怪自己没有尽到照顾母亲的责任，开始觉得自己是一个不称职的儿子，没有履行自己的责任去保护和照顾母亲。这种贬低和自责的情绪逐渐演变成对自己能力的怀疑。小华开始怀疑自己是否能够胜任生活中的各种角色和责任。他觉得自己是一个失败者，不值得拥有幸福和成功。

○ 来源：根据真实案例改编

亲友离世后，我们可能质疑自己的能力和价值，怀疑过往的幸福是否都来自运气而非自己的努力，怀疑过去的决定是否正确，怀疑自己是否能够应对未来生活的挑战。这种自我贬低和打击自尊的感受更多来自情绪的影响，并不代表个人的真实价值和能力。一段时间后再来看看自己的这些想法，我们会意识到当时对自己不免有些苛刻了。

自我谴责

叶子是一名丧偶女性，她的丈夫因胃癌去世。其实丈夫患胃病已有六年，病情逐渐恶化为胃癌并发生扩散，作为妻子的叶子对此一无所知，直到一年前丈夫到医院检查时，已是胃癌晚期。

在她的印象中，丈夫一直非常健康。现在她依然为丈夫的病逝感到无比的自责与内疚，时常自我谴责，一夜一夜失眠，一夜一夜捶打胸口，一夜一夜责骂自己没有足够关心丈夫。

来源：根据真实案例改编

在不得不面对亲友离世的现实时，我们会去寻求缘由和解释，去反思自己做了什么或者没做什么，以及这与亲友离世有什么关系，幻想扭转死亡的事实。我们常常觉得自己对逝者不够好，忽略了本可预防或阻止死亡发生的蛛丝马迹。这些自我谴责在多大程度上是准确的呢？我们需要时间去更客观地认识这些事件的全貌，从而更加理解自己当时的选择与行动。归因于自己的无能可以让对死亡的解释变得简单，此时的内疚和负罪感也可以视为对逝者的思念和不舍，我们通过自我谴责来保持与逝者的联结。当慢慢把亲友离世的现实整合到我们的人生回忆里，我们可能会选择其他对自己更友善的方式来与逝者保持联结，比如保留记忆和建构意义。

感到无助，没有希望

失去孩子后，张先生和太太感到无比的无助。他们曾经是儿子的保护者和照顾者，但现在他们无法保护他、照顾他或拯救他。这种无助与无奈的感觉深深地困扰着他们，使他们陷入了绝望和沮丧的情绪中，无法摆脱。他们感到对生活失去了兴趣与希望，无法再为自己设定任何目标。

来源：根据真实案例改编

亲友离世后的无助感表现为对生活的不确定性和无法改变逝者离世的事实感到无奈和无力。我们可能会感觉自己无法控制情绪和处境,对未来感到迷茫和恐惧。有时候我们失去的亲友恰恰是我们生活动力的来源,失去了他们的支持和陪伴,我们也会孤独无助,缺乏前进的动力和希望。

产生自杀念头

一位40多岁的失独母亲,在面对"您最近一个星期以来,有没有想过要结束自己的生命呢?"这一问题时脱口而出:"有!已经买好药了,就等这两天交代好几件事就走人。"说这句话时,她没有哭声,表现得仿佛很冷静。

> ○ 来源:中国100多万失独家庭,如何熬过丧亲之痛(《三联生活周刊》2020年36期)

元元(网名)几乎是妈妈一个人带大的孩子,妈妈离开后,她觉得自己没有家了。关于妈妈的回忆无时无刻不在她脑海中翻涌,她每天都很痛苦,甚至一度想到自杀。

> ○ 来源:为什么我们不要说"节哀"?(《人物》杂志2023年5月)

在情绪极度低落时,我们可能会产生自杀念头。这种想要结束自己生命的想法,可能来源于我们不忍与逝者分离,想要随逝者而去的心愿;可能来源于无法承受当下痛苦,想要解脱的愿望;也可能来源于无法构想出未来生活面貌的绝望。无论自杀原因是什么，出现自杀念头本身就是一种需要及时关注和处理的心理状态。因此，如果出现了自杀念头，请你一定要及时寻找专业帮助，及时寻找值得信任的亲友倾诉自己的绝望感和自我伤害的想法，避免做出让自己、逝者、其他在世亲友后悔和心痛的决定。如果你不知道如何寻求帮助，欢迎阅读本书第四篇《我并非孤立无援》。

感觉不真实

问 失去至亲至爱，是一种什么样的感觉？

答 好像进入了一个外星世界，哭不出来，整个人木木的，身体像有塑料外壳。人像在云雾里，明明在开会，人却好像腾飞起来了，在天花板上看着一桌人谈话，自己也在侃侃而谈，很荒诞，"像个旁观者一样旁观自己的生活"。

> 来源：为什么我们不要说"节哀"？（《人物》杂志 2023 年 5 月）

失去亲友的人们常常会用"行尸走肉"来形容亲友刚刚离世时，甚至离世后很长一段时间内自己的状态。这是一种不真实的虚无感，仿佛我们置身于一个梦境或幻觉之中。我们可能感觉与生活脱节，与他人格格不入，无法与外界建立起真实而有意义的联系。这种感觉加剧了孤独和失落，加强了对现实的怀疑和不确定。这并不代表我们出了什么问题，重大打击后的不真实感就好像一个透明的保护罩，让我们有空间消化和处理这件事。给自己一些时间去软化这个透明的保护罩吧。

注意力和记忆力下降

黄健的父亲在新冠肺炎疫情中因呼吸衰竭去世，没有告别，没有仪式，家属被告知，疫情过去之后，他们才能去殡仪馆领骨灰。黄健说，随后一周，他陷入沉默，无法集中注意力，只是一直翻手机，看些无聊的内容。回想起来，他甚至庆幸父亲走得及时，因为再晚两天，他连自家小区都无法出入。

○ 来源：在武汉"治心" | 危机之后，心理干预如何避免"走过场"？
（澎湃新闻 2020 年 4 月）

小张的母亲突然去世后，他开始经历记忆力下降的问题。他发现自己经常忘记事情或无法回忆起特定的细节。他感到自己的头脑变得混乱，思维变得迟缓，无法像以前那样清晰地思考和记忆。

○ 来源：根据真实案例改编

亲友离世后的情绪波动和心理负担会对我们的注意力和记忆力产生负面影响。我们可能会感到注意力分散，难以集中精力，遗忘事件细节，记忆混乱或困惑。这种情况会给我们的日常生活和工作带来困扰，例如难以完成任务，遗忘重要事项，或者遇到困难时无法回忆起相关信息等。这可能导致我们的工作效率下降，生活质量受损，压力和焦虑感增加，也会让我们开始怀疑自己的能力。有时候，我们可能会想不起与逝者相关的重要回忆，甚至想不起逝者最后的模样，这会让我们更加自责和内疚。如果出现了这样的情况，也不用过于担心，随着时间的推移，大多数人的注意力和记忆力可以逐渐恢复到正常水平。

第三节　行为反应

亲友的离世彻底地改变了我们的生活，在生活的方方面面，我们的行为都会发生一些变化。我们会不自觉地落泪、痛哭，会紧张、坐立不安，也可能会选择积极参与很多活动来缓解空虚和压力。适应哀伤的过程中，我们会不断寻找离世亲友留下的痕迹，探索继续生活的慰藉和意义，也会在无法抑制悲伤的时候避免谈起他们，避免接触与他们有关的物品，避免进入某些场景。另外，沉浸在悲痛中的我们可能会不自觉地减少与他人的联结，不太愿意参与社交活动。而当亲友离世的打击过于沉重、痛苦的时候，我们可能会产生自杀念头，甚至可能会做出自杀行为。

紧张、烦躁、坐立不安

英国临床心理学家凡妮莎·摩尔（Vanessa Moore）在她的书《一千日的疗愈之路》中描述了她在丈夫去世后的状态，"我试着看报纸，试着喝茶，试着打开收音机……这些全部没有用。我就是无法坐定。我踱步，哭泣，再踱步。我不知道该如何照顾孩子们，不知道该如何重新开始工作。这些想法让我的心脏跳得更快了。"

行为上的紧张、烦躁和坐立不安反映的是一种不安定的情绪状态。这种不安和焦虑会导致我们思维不清晰，难以集中注意力。学习一些放松技巧和进行自我观察可以帮助我们，例如尝试着做几个深呼吸、进行正念冥想来安定自己的气息。

过度忙碌

蓝天的丈夫在 ICU 中抢救无效去世，给蓝天带来了巨大的打击。她表现出了异于常态的忙碌，前期忙碌于处理丈夫的后事安排，与医院和保险公司沟通，办理丧葬事宜以及处理遗产等烦琐的事务；之后又不停歇地忙碌于职场、社交当中，每天都是精疲力竭。她似乎不愿意停下来，因为停下来就需要面对丧失和悲痛，而这种痛苦可能是她暂时无法承受的。

○ 来源：根据真实案例改编

我们也可能在亲友去世后表现出过度忙碌的样子，试图通过大量的活动来掩盖内心的痛苦和悲伤。我们会选择沉迷于工作、社交或其他活动，尽量让生活更忙碌，以此来填补失去亲友带来的空虚感。然而，保持过度忙碌可能在短期内可以帮助我们逃避现实和痛苦，但长远看来，它并非一种真正有益的宣泄情绪或哀伤疗愈的方式。

寻找逝者

德国画家凯绥·珂勒惠支（Kathe Kollwitz）忍受了两次世界大

战施予她的痛苦，她的小儿子和大孙子相继牺牲在前线。她在日记中写道："怀中的儿子缓缓滑向母亲的臂弯，我能够作出一百多幅这种类似感觉的画，但依然无法向他靠近一步。我一直在搜寻他，就好像他会存在于某一幅作品里，而我不得不找到他。"

人们在社会交往认知中，对某人某个特别突出特质的感知会代替对这个人的整体感知，心理学中将这种错觉称为"晕轮效应"。这种现象在失去亲友的我们身上可能会更为明显。我们是对亲友的某些特征最为熟悉的人，在他们离世后，随着时间流逝，他们的形象会模糊成一个或几个画面留存在我们心里。同时，失去亲友带来的巨大痛苦可能会使我们的自传体记忆受损，我们会更加过度概括那些与逝者有关的场景和记忆。这些模糊不定的画面和过度概括化的场景与记忆会成为我们一直坚持寻找的动力。

与离世亲友保持联结的习惯会产生巨大的惯性，推动我们去寻找他们。寻找的场所可能是最后看见逝者的地方，可能是逝者临终时的场所，可能是日常共同生活的场所，也可能是逝者的墓地。此外，我们会随身携带与逝者有关的物品，害怕失去与逝者有关的记忆。哪怕自知一些行为是徒劳的，但对于刚刚经历亲友离世的我们而言，内心的慰藉也来自那些无法停下的寻找与呼唤。

哭泣、流泪、啜泣

小默的孩子去世后，她每天以泪洗面，哭到泪尽才入睡。在阖家团圆的除夕夜，听着窗外的爆竹声，看着远方绚烂的烟花，她的泪水再一次如排山倒海般倾泻而出。她发出感叹，这种揪心的、痛苦的思念，只能用最直接的泪水来宣泄。

○ 来源：根据真实案例改编

失去亲友后，哭泣是一种自然而然的生理反应，眼泪中蕴含着我们无法用言语表达的情感。哭泣时，我们的身体会释放出一些化学物质，如内啡肽，这些化学物质有助于缓解痛苦和提升情绪的稳定性。同时，哭泣也是一种表达对逝去亲友的爱和思念的方式。通过眼泪，我们向他们表达深情和怀念。不仅如此，哭泣还可以让我们感受到与亲友的情感联结，让我们感受到逝者在我们的心中永存。因此，不必压抑眼泪，哭泣是一个能够帮助我们疗愈和成长的过程。

社交退缩

小刘在母亲去世后，变得和以前不一样了。他不愿意与他人交流或参加社交活动，包括与朋友的聚会、社交活动和公共场所，对这些活动感到心力交瘁。他选择独处，远离他人的目光和注意。

○ 来源：根据真实案例改编

失去亲人后，我们可能会经历一段时间的社交退缩，因为我们被深深的悲伤和痛苦所笼罩，情感上处于脆弱和敏感的状态，我们可能不愿意与他人分享自己的痛苦或面对他人的同情和问候。在这段时间里，我们可能对与他人建立联系或参与社交场合感到缺乏兴趣，甚至会避免与人交流，选择独处来面对自己的内心世界。

这种社交退缩的行为可能是一种自我保护机制，我们试图给自己足够的时间和空间来处理哀伤，并寻找适应新的生活状态的方式。然而，随着时间的推移，我们可能会逐渐恢复社交的信心和兴趣，重新与他人建立联系，寻求支持和分享自己的感受，这有助于我们疗愈哀伤和重新融入社交生活。

回避

> 林先生的儿子在两年前因车祸离世，出事地点正是送儿子去上学的路上。他与妻子遭受了巨大打击，久久未能接受这个事实。他们将儿子的遗物与照片全部封装，不敢去触碰，也会避开那条开往学校的路，不与家人朋友提起孩子的事情，似乎这件事情从未发生过。
>
> ◯ 来源：根据真实案例改编

对于亲友离世给我们带来的巨大痛苦，有些人会选择回避，让自己尽量不去接触会激发强烈哀伤情绪的事物和场景。

回避是一把双刃剑，在亲友离世初期往往是一种必要的应对方法。"适度回避"可以让我们不一味地沉浸在哀伤的气氛中，给自己一个休息和喘息的机会，感觉世界依然可控。但如果演变为"过度回避"，我们可能会长期不敢去触碰任何会引发自己哀伤情绪的事物。长期不去经历和体验哀伤的痛苦，长期刻意不去想起已故亲友，甚至不再去做以前可以做的事，不再去以前常去的地方，不再听喜欢的音乐，不再吃喜爱的食物……这会让我们的物理和心理生活范围都越来越窄，不利于我们继续享受生活。

自伤或自杀行为

2016 年 7 月，杭州新塘家园东区，有一对老夫妻在女儿白血病去世的一百天祭日那天，丈夫从十二层高楼跳下，而妻子选择在家吃药自杀。夫妻俩只有这么一个女儿。邻居说，这户人家的女儿去世前还在读大学。

> ◯ 来源：儿子去世的第二天，妈妈选择了自杀：这件事，杀死了 800 万父母（搜狐新闻 2021 年 1 月）

在失去挚爱之后，我们可能会觉得再也无法找到获得幸福的希望，陷入深重的绝望和痛苦之中，从而产生自杀意念。在更严重的情况下，我们会将这些自我伤害的想法付诸行动，做出自伤或自杀行为。这种极端的反应往往是对无法忍受的痛苦和内心空虚的回应。请你一定要及时寻找专业帮助，及时寻找值得信任的亲友倾诉自己的绝望感和自我伤害的想法，避免做出让自己、逝者、其他在世亲友后悔和心痛的决定。如果你不知道如何寻求帮助，欢迎阅读本书第四篇《我并非孤立无援》。

第四节　生理反应

亲友离世不仅给我们带来了情绪、认知、行为方面的挑战，还会引发生理反应，如胃口不好、消化不良、暴饮暴食、睡眠质量差（睡不着、易惊醒、多梦），感到头痛、头晕、疲惫等。免疫系统、心血管系统和激素水平也会发生变化，使人容易生病。此外，如果亲友因为某些身体疾病去世，一些人的哀伤还会表现为出现跟逝者临终前相似的症状，如病症位置疼痛、肌肉酸痛、乏力、胸闷、咳嗽等。

食欲不振或暴饮暴食

小李在突然失去他的母亲后，饮食习惯发生了明显的变化。一开始，他对食物失去了兴趣，食欲明显下降，常常会忽略饥饿感。无论是什么食物，他都感觉没有味道，吃起来没有满足感。而随着时间的推移，他的饮食习惯发生了转变，他开始暴饮暴食。有时他会因为情绪低落、孤独和失落感而寻找食物的安慰，大量摄入高热量和不健康的食物，无法控制自己的进食量。

🔍 来源：根据真实案例改编

这种食欲不振或暴饮暴食的情况在丧亲后是相对常见的反应。失去亲人后，我们可能经历强烈的情绪波动，这些情绪变化可能影响食欲调节中的神经递质和激素，导致食欲异常。

睡眠问题

失去丈夫的萱妈在丈夫离开的第九个月，被诊断为抑郁症。"失眠已是日常，睡眠障碍科医生建议吃右佐匹克隆，刚开始入睡很有效，到后面吃助眠的药基本无效，经常是眼睁睁地看着时间流逝到天亮，明明很困却总是睡不着。"

> ○ 来源：最好的纪念 | 丧偶后我怎样走出了抑郁症（"一个母亲"公众号 2022 年 1 月）

失去亲友后，我们可能会经历失眠、睡眠质量下降等睡眠问题。我们可能会因失去挚爱而经历情绪上的困扰，从而导致思维的过度活跃和难以放松，进而影响入睡和睡眠质量。强烈的悲伤情绪、痛苦与思念可能在夜间加剧，导致睡眠中断和不稳定。

疲劳

小华失去他的父亲后，整个世界似乎都变得灰暗和沉重。从那时起，他就开始经历持续的疲劳感，这给他的日常生活带来了巨大的困扰。无论他睡眠时间多长，他都感觉没有精力去面对一天的任务和责任。他醒来时感到疲倦，一整天都感到乏力和虚弱。他的身体仿佛沉重而僵硬，做任何事情都需要付出更多的努力。

> ○ 来源：根据真实案例改编

亲友离世后，我们常常容易感到疲劳。这种疲劳可能源于心理和情绪上的压力——长期处于压力状态下，我们的精力和体力会消耗得更多、更快。同时，亲友离世也可能导致睡眠质量下降，失眠或睡眠不深的情况会进一步加剧疲劳感。除了情绪上的压力，我们还可能面临亲友离世带来的各种事务和责任，如处理遗产事宜、安排葬礼等，这些额外的事务和责任也会增加我们的负担和疲劳感。

身体疼痛

阿楠的母亲在一场车祸中不幸去世，对他来说这是一次巨大的打击。从那时起，他开始感受到胸部紧迫感和头痛，这些疼痛感似乎没有明显的生理原因。尽管医生对他进行了全面的身体检查，结果显示他的身体并没有明显的异常，但阿楠仍然会感受到持续的疼痛。

🔍 来源：根据真实案例改编

失去挚爱后的疼痛可能是一种躯体化症状，即躯体症状的出现没有明显的生理原因，而是由心理因素引起的。在情感上，我们可能经历了悲伤、失落、焦虑和愤怒等复杂的情绪，这些情绪的积累可能导致身体的疼痛。

感受到与逝者相似的病症

小李的外公罹患胃癌，治疗一年后不幸离世。平时肠胃正常的她，参加完外公的葬礼回到家后，突然出现了心慌头晕、浑身无力的症状，并且感觉胃部隐隐作痛。小李去了几家医院，都检查不出什么毛病，身体各项指标都正常。

> ○ 来源：根据真实案例改编

虽然目前的医学仍然无法解释为什么亲友去世后我们会出现这样的情况，但这确实是非常常见的现象，尤其是当亲友是因为疾病去世时。

比逝者去世前更容易患病

在失去儿子之后，刘新宪的心脏、血液指标亮了红灯，体重暴跌不止。医生要求他立刻停止工作。天伦之乐、健康、事业……孩子的离去如疾风暴雨般卷走了一切。他好像处在一个全然陌生的世界，被迷雾重重包围。长夜是否有尽头？人生在废墟之上还能走向何处？

> ○ 来源：中国 100 多万失独家庭，如何熬过丧亲之痛（《三联生活周刊》2020 年 36 期）

一般来说，我们和离世亲友的关系越紧密，担任其照顾者角色的时间越长，对于亲友的死亡心理准备越不足，因哀伤而导致的身体健康问题就越多，身体健康状况就越差。

身体健康问题会持续相当长一段时间，失去亲友最初那段时间的压力对我们的身体健康影响最大，但这些状况会在半年或一年后有所改善。如果医院检查结果显示并无异常，可以排除器质性病变，那可能是身体在以自己独特的方式悼念逝者，无须太过惊慌。在这段时间里，要学会给自己一些喘息的空间，我们的身体就像情绪和想法一样，也需要适应这场生活的变故。随着时间的流逝，身体也会慢慢被与逝者整合的爱和温暖所疗愈，逐渐自行好转。

第二章 理解哀伤反应

第一节　为什么会出现哀伤反应

英国心理学家约翰·鲍尔比（John Bowlby）的观察与研究发现为人类理解哀伤打开了一扇科学的大门。他认为，人类对亲密的依恋关系的需求从一来到这个世界上就已经产生，这是人类的一种生存本能。婴儿需要依恋关系，需要有人关怀照顾才能生存下来，否则，他们连抬起头吸奶的力气都没有。婴儿需要母亲把他们抱入怀里才能吸奶，他们在母亲温柔的声音中和催眠曲中得到安全感和喜悦感。寻求亲密的依恋关系是人类的天性，是人类得以生存下来的前提。

当婴儿和母亲分离时，他们会产生焦虑，会不停地寻找母亲。这种焦虑感会随着分离时间增加而增强。如果婴儿发现自己永远地失去了母亲，他们的感受就从焦虑转变成哀伤，并出现饮食睡眠规律紊乱、尿床等哀伤反应。

如果母亲失去了孩子，和孩子的依恋关系中断，她们也会产生焦虑和哀伤，并出现哀伤反应。母亲会尽一切努力去寻找和维系这种依恋关系，即使是在想象和思念中。

心理学所说的这种"依恋"就是我们常说的"爱"。不只是人类，很多动物（尤其是灵长类动物）也具有同样的爱和哀伤的天性。

美国哥伦比亚大学社会工作学院教授凯瑟琳·希尔（Katherine Shear）也从依恋关系的角度对哀伤反应的产生作出了更深入的解读。她认为，作为人类，我们都有吃饭、睡觉、获得安全感等基本需要，而爱与被爱也是我们的基本需要和本能。正如婴儿自出生起便开始依恋母亲，那些承担了我们的爱与依恋乃至生活希望的重要亲友，也是我们的重要依恋对象。

在依恋关系中，我们可能是照顾者或被照顾者。当感知到依恋对象的消失，与依恋对象的联结便无法在现实中得以延续，依恋关系的断裂使我们陷入困难的处境。在这种处境下，一方面，我们的"依恋系统"会被激活，我们会感觉到受伤、难过、痛苦、生气，无法停止思念，会回忆和逝去亲友的点点滴滴，并渴望寻找他们；另一方面，我们的"照顾者系统"也会被激活，我们会觉得没有尽到应尽的责任，产生"我本可以"的念头，试图去弥补我们所认为的亏欠。

除"依恋系统"和"照顾者系统"外，我们还有一个"探索系统"。稳定和安全的依恋关系会促进我们积极探索世界，激发个人潜能。而依恋对象的离世会抑制探索系统，从而让我们丧失探索世界的兴趣和信心，无法再享受过去热爱的事情。

哀伤是爱的一种表现形式。正因为我们与逝去的亲友紧密相连，所以我们才会经历如此沉重的哀伤。正因为我们的爱如此深切而永不停歇，所以我们也无法彻底告别哀伤。

第二节　哀伤反应会如何变化

"哀伤是一个过程"，哀伤反应是非常复杂且漫长的。随着时间的推移，哀伤反应会出现一系列的变化，每个人的哀伤反应和应对方式也不尽相同。

如果亲友的死亡是可以预见的，我们可能会在死亡真正来临前经历"预期性哀伤"。预期性哀伤是一种人们在意识到亲人即将去世时经历的现象。它包括了一系列的情绪和行为过程，这些过程涉及哀悼、应对、互动、计划以及社会心理重组。这些过程都源于对亲人即将离世的意识以及对过去、现在和未来相关丧失的认知。当亲人被诊断出患有严重疾病，如癌症，且预后不佳时，我们往往会开始经历预期性哀伤。当我们在照顾临终亲人，如在医院进行临终护理时，我们可能会对亲人即将离去的现实有更直接的感受。此外，随着年龄的增长，我们会面临更多亲人的死亡，例如父母、亲戚、朋友等，在这种情况下，尽管亲人还在身边，我们也会预期到他们即将逝去，从而经历预期性哀伤。

当亲友已经离世，我们会在前期感受到非常强烈的情绪痛苦，此刻我们体验到的是"急性哀伤"。如果死亡是突发性的、完全出乎意料的，这种哀伤反应会更加剧烈和难以适应。对大多数人来说，急性哀伤通常会持续半年到一年。在亲友离世后的前几天，我们要解决一些紧急的现实议题，如消息告知、葬礼安排等，并非常想要为逝者做些事情。接下来的一周中，我们可能感受到逝者就在身边，仿佛时不时能看见逝者的面容，听见逝者的声音。在亲友离世后的半年到一年时间里，我们可能很容易被环境线索触发哀伤反应，不断经历让人感觉不舒服的想法和感受。在这些日子里，各种哀伤反应都是正常的，我们的大脑、身体、心理和社会支持系统会帮助我们逐渐从急性哀伤中平复，所以无须过于担心悲痛会无止境地持续下去。如果逝者是我们非常亲密的依恋对象，如孩子、父母、配偶等，急性哀伤持续的时间可能会更长，我们需要更长的时间去整理这份浓烈的爱。请给自己更多的耐心和关怀，让疗愈的过程自然而充分地发生。

随着时间流逝，我们想念亲友的程度和方式都会有所改变。哀伤会慢慢变淡、平复，但依然存在。在某些特殊的日子（逝者的生日和忌日、各种亲人团聚的节假日等），身处某些场景（医院、殡仪馆、家里，听到救护车的鸣笛声，遇上亲友离世那天的天气，听到亲友喜欢的音乐，尝到或闻到亲友喜欢的食物和气味等），见到某些人（其他亲友、亲友临终前陪伴在身边的其他人、医护人员等）……这些与回忆息息相关的人、事、物依然会让我们想起离世的亲友，这些线索依然会引起我们的哀伤反应，但它们触发哀伤反应的频率比起亲友刚刚离世时已经下降许多了。

同时，与急性哀伤期感受到的暴风骤雨不同，此时的我们已经把哀伤整合进自己的生活中，安置好了逝者在自己心中的位置，重新寻找到了生命意义，让哀伤与怀念"和平共处"。这个时候，我们体验到的便是"整合性哀伤"。我们逐渐学习如何适应一个没有逝者的世界，同时也意识到我们依然可以"拥有"所"失去"的东西。我们从来不曾真正失去与逝者共度的岁月和共享的爱的记忆，更没有失去他们对我们生命的价值和启迪。

高女士的儿子六年前突发疾病去世。有一次她与同事一起去出差，出差地是她与儿子一起旅游过的地方。当她到达车站，一股淡淡的哀伤泛上心头。她回想起多年前同儿子旅游的点点滴滴，沉默许久。过了一会儿，她回过神，已慢慢从这种哀伤情绪中脱离，回到现实继续与同事聊天说笑。

🔍 来源：根据真实案例改编

这种状态便是整合性哀伤——我们带着哀伤和怀念，但依然可以感受到生活的美好。我们能够可控地进入哀伤思念，回忆逝去的过往，也可以选择面对现实，好好生活。在时间的帮助下，我们可以达到一种正常而健康的哀伤状态。

既然哀伤是一个漫长的过程，那我们便可以允许它的存在，并接纳自己独特的反应，不必对亲友离世后的身心反应过于惊慌。需要注意的是，尽管大多数人可以依靠自身资源和社会支持度过急性哀伤期，实现整合性哀伤；但是，如果急性哀伤反应持续时间超过半年甚至一年，已经影响到我们正常的工作、学习、家庭和生活，就要警惕是否出现了延长哀伤障碍。如果你不确定自己的情况是否有些过于"延长"，欢迎阅读本书第四篇第二章中的《延长哀伤障碍》进行简单的初步评估。

那么，什么时候是哀伤的结束呢？这也许是一个没有答案的问题。我们在回忆逝者时，身体、情绪不再那么痛苦，对逝者离去有一个全面的理解，能够把与逝者的爱联结到我们的生活中，到这时，也许哀伤就结束了。但现实是，哀伤这趟旅程没有终点站，哀伤不会完全消失。我们不会忘记挚爱的亲友。我们会学着与哀伤相处，慢慢在适应哀伤中重建自我。我们会成为在哀伤之旅中不断前行的跋涉者。哀伤是一趟没有时刻表的列车，只要一息尚存，它就会一直存在。

第二篇

允许自己没那么快好起来

美国心理学家威廉·沃登（William Worden）认为，在哀伤疗愈的过程中，一共有四项基本任务。这四项任务没有先后之分抑或是重要之别，它们穿插在哀伤平复的整个过程。每个人的哀伤都是独特的，面对的挑战也不尽相同，因此在处理这些任务时会有不一样的顺序与重点。此外，我们还需明白，并不是我们经历的每一次亲友离世，都会以同样的方式来完成这些任务。

第一项任务是直面逝者已经去世的事实。在这个阶段，我们可能会拒绝相信死亡真的发生了，否认死亡的不可逆转（比如认为亲友可以死而复生）和否认失去的意义（比如通过说服自己"我并不想念他""我跟他其实没那么亲密"等来否认失去了与逝者之间的依恋关系），这些都会阻碍这项任务的顺利解决。我们可能会不断寻找逝者，或是将其他人误认为逝者，这都是很常见的现象，也是需要面对的挑战。此外，我们还会经历相信和怀疑的交替出现，这种情况也是非常普遍的。我们必须接受亲友死亡这一事实，才能更好地处理这段失去的经历对我们的影响。接纳失去需要时间，这不仅是认知上的接纳，更难做到的是情感上的接纳。

第二项任务是处理哀伤的痛苦。它包括我们在第一篇第一章《常见哀伤反应》中讲到的情绪、认知、行为和生理上的哀伤反应，这些感受给我们带来了巨大的痛苦和不适感，我们可能会不愿意去感受或体验它们。但是，逃避或压抑这种痛苦都会延长哀悼的过程。实际上，不允许自己感受痛苦，也就意味着无法理解痛苦终有一天会过去。我们只有真正地识别、了解、接受和经历那些难以承受的感受体验，才能更好地穿越和消化哀伤带来的痛苦。

第三项任务是适应一个没有逝者的世界。它包括外部的适应（死亡事件如何影响个体的日常生活）、内部的适应（死亡事件如何影响个体的自我感知）和精神适应（死亡事件如何影响个体信念、价值观、关于世界的假设和认识）。逝者在生前扮演了许多角色，承担了许多责任，他们离开后，我们可能需要去学习新的技能，适应自己新的角色，从而去适应一个没有逝者的新环境。同时，死亡事件也会影响我们的自我定义、自尊和自我效能感，使我们失去对生活的控制感。最后，死亡事件会挑战我们基本的生活价值观和信念，动摇我们对世界的假设和认识，让我们失去生活的方向，质疑生命的意义与自我的价值。我们需要逐渐承担起原本不习惯的角色，发展和培养之前没有或不擅长的技能，在对自己和世界的重新评估中摸索前行。

第四项任务是寻找纪念逝者的方式，同时步入接下来的生活。这是在建立一种持续性联结，用合适的纪念方式来记住逝者，让他们与我们同在，同时也依然继续着自己的生活。这个过程会一直持续，我们会在后来的旅途中找到种种方式来纪念逝者。

第一章 接受 亲友死亡的现实

第一节 明确死亡的事实和原因

刚得知亲友死亡的消息，感到不可置信是非常正常的。为了压抑突然失去的失落感，我们可能会否认亲友已经死亡的事实。我们需要一些方法来帮助自己直面事实。

○尝试在日常谈论中从使用委婉的说法（比如"睡着了""去了其他地方""走了""离开""那个了"）逐步过渡到直接使用描述事实的字眼（比如"生病""癌症""车祸""自杀""死"等）。

○在日常生活中看到一些能让我们想起逝者的人时，提醒自己："那不是他。尽管我还是很想见到他，但他真的已经死了。"

○允许自己追寻逝者死亡的原因，尝试将零碎的片段和蛛丝马迹整合为一个完整的解释。

○和其他亲友回顾和讨论死亡事件的缘由。

○按照时间顺序回顾这段失去的经历：

临终时刻：逝者何时、何地、因何事而死亡？自己是否在场？如否，由谁告知？获知逝者死亡后自己的反应？

告别时刻：何时、何地、过程如何？告别时感受如何？

葬礼：过程如何？参加葬礼的其他人反应如何？

扫墓：是否去扫墓？对扫墓有什么感觉？

从那之后：从葬礼结束后到现在，生活怎么样？

○绘制属于自己的"失去经历故事线"。

请在一张白纸上画一条横线，左端写上他离世的日期与你那时的年龄，右端写上今天的日期与你现在的年龄。这条线上的任何一个点，都可以是你与逝者之间的故事。

请在左端的起点上记录他离世的日子。你可以写上死亡的具体原因、具体地点、具体时间，他是你的什么人，当时你的感受……

请在起点往右的任何合适的位置上，标示出在他离世之后，你所经历的印象深刻的、与这段失去经历有关的事件，如参加逝者的葬礼、收拾逝者的遗物、为逝者哭泣、梦到逝者、去到对你们有纪念意义的地方、你在某个人生重要时刻想起逝者……尽可能地写上具体的日期和时间（或时间段），以及当时你的感受。

为了让你更好地理解如何绘制故事线，我在这里提供一个简单的示例。需要特别提醒你的是，每个人的经历都是不同的，因此你绘制的故事线没有对错好坏之分。

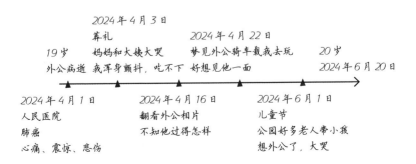

如果感到难以接受残酷的现实（如面临的是未能确定死因或未能寻回遗体等特殊情况），我们需要给自己更多时间和关怀。真正的事实也许永远无法知道，我们需要学习接受已经掌握的事实，容许这没有答案的"谜"成为我们生活的一部分。

第二节　参加丧葬仪式

当我们听闻邻里乡亲家有人刚刚过世时，接着都会想知道："他家什么时候办'白事'？"为逝者举办葬礼是约定俗成的传统仪式，也成为我们直面亲友死亡事实的助推剂。

中国传统丧葬仪式主要包括守灵、报丧、发讣告、亲属戴孝、追悼会、火化、下葬、"头七"祭奠、清明祭扫等。西方丧葬仪式则深受宗教信仰的影响，主要包括停丧、守灵、弥撒、下葬等宗教式的环节。可以看到，中西方的某些丧葬仪式是类似的，如守灵，中西方都会安排逝者的家属守在灵柩旁，时间大致是两三天。不管是何地、何时、何种形式，逝者的葬礼对生者而言，都有深远的意义。

葬礼对生者的意义

有人认为葬礼除铺张浪费、显示家庭财力外毫无作用，有人认为体面的葬礼象征为逝者一生画上完满句号，也有人认为葬礼的举办不是为了逝者，而是为了生者。那么，葬礼到底有什么意义呢？

（一）确认死亡事实

显而易见，葬礼最直接的意义就是宣告逝者死亡的消息。人们听到某个人死亡的消息时，第一反应是怀疑消息的真实性，而葬礼这种形式则让逝者的亲朋好友确定他是真的死去了。葬礼可以给我们一个直面事实的契机，让我们能慢慢接受亲友的离世，并思考此后自己的生活。

（二）提供哀伤时空

亲友的离世对我们而言是一个沉重的打击，哀伤不可避免。葬礼提供了一段缓冲的时间和一个独特的空间，一定程度上能帮助我们走过这段哀伤历程。在葬礼上，我们可以毫无保留地宣泄亲友去世带来的哀伤，也可以回忆与亲友点点滴滴的过往，还有机会从旁人那里得知亲友更多的故事，将旧回忆与新故事刻在记忆中，丰满亲友的形象，让记忆完整丰盈，从而使自己更好地回归日常生活。

（三）维持心理联结

传统葬礼会对逝者的遗物进行遗弃或保留。遗弃是将逝者的遗物丢弃、随逝者下葬或火化，保留则是在逝者的遗物中选择出重要物品作怀念逝者之用。遗弃是逝者开始脱离生者现实世界的表现，保留是逝者开始进入生者内心世界的表现。留下来的物品维持了生者与逝者的心理联结，是我们回忆亲友的一个锚点。有时，葬礼也包含选择生者的一些物品与逝者一同下葬或火化的仪式，这类仪式包含着对逝者前往另一个世界，逝者能在死后世界更好地生活的期待。无论是将逝者的遗物保留下来，还是将其与逝者一同下葬或火化，都是一种与逝者维持联结的象征。尽管逝者与我们阴阳两隔，但心理上仍存在着联结。

（四）促进死亡觉醒

"人从出生的那一刻起，就已经迈向死亡。"葬礼中的种种仪式，在为逝者的人生画上句号的同时，也仿佛在提醒我们：死亡离现实生活并不遥远，"人不会死去"只是幻觉。

葬礼庄重和悲伤的氛围，让我们深刻感受到生命的脆弱、有限与可贵。参加葬礼过程中的种种见闻可能会触发我们对死亡的直面和对生命的思考。这种意识让我们更加明白生命的宝贵和短暂，珍惜当下的生活，也给予我们一个机会去追问生命的意义，寻找能实现自己生命真正价值的目标。在面对死亡时，不管是他人的还是自己的，我们都可能会开始重新审视自己的人生，对生活中的重要事物进行重新排序。这种审视可以激发对生活的热爱和动力，使我们更加积极地追求自己的梦想和幸福。总之，葬礼过程中的思考和感悟可以成为我们重新理解生命的契机。

（五）获取社会支持

举办葬礼过程中，生者往往沉浸在悲痛之中。因此，葬礼需要宗亲、朋友或殡仪馆工作人员等外人帮忙打理。在农村地区，葬礼会在家族祠堂举行，女人和孩子们会帮忙做好后勤工作，男人们则安排处理葬礼上的大小事务。这种互帮互助的过程，本身就是在促进邻里乡亲之间的关系，无形之中加强了以逝者为中心的关系网络的联系和凝聚力。

亲朋好友的到来，不仅能舒缓我们在处理葬礼大小事务时的压力，还能在一定程度上纾解我们的哀伤。温柔的眼神、短暂的陪伴，这些非言语信号透露着亲朋好友对我们无声的关怀和支持，像是在说："我来陪伴你走过这段艰难的日子。"

问 既然葬礼对疗愈哀伤有这么多特殊的意义，是不是意味着我必须参加葬礼？

答 的确有研究表明，未参加葬礼的丧亲者会出现更多情绪、行为和生理上的不良反应，如心理痛苦更多、更频繁地梦见逝者、身体感觉更多不舒服等，严重的话可能会出现生活状态的紊乱。因此，如果有时间，尽可能去参加重要亲友的葬礼。尤其是当你对逝者抱有愧疚、自责时，参加葬礼或许可以弥补遗憾，不让自责陷入恶性循环。

但是，如果你觉得自己用尽全力也无法想象可以如何面对葬礼场面的冲击，或者不觉得传统葬礼是必需的，那么也可以不参加。你可以在适当的时机，用自己独特的方式和仪式与逝者告别。最重要的是，聆听你内心的声音，尊重你真实的意愿。

如何善用葬礼

如果我们决定要为逝者举办葬礼，这样做可以让逝者的一生更圆满：

按照逝者意愿筹办葬礼：如果逝者生前表达过对自身葬礼的

规划，请在操办葬礼时考虑逝者的意愿。逝者的规划中可能会涉及举办地点、持续时间、现场布置、邀请哪些宾客、以哪种方式祭奠、想对宾客说些什么、如何书写生平、选择谁朗诵生平、墓志铭内容等。

根据逝者喜好筹办葬礼：如果逝者没有正式地制订有关自身葬礼的规划，请从逝者的性格与喜好出发，仔细思考他会希望如何安排上述事宜。不管亲友的离世是突然发生还是早有预兆，遗憾不可避免，按照他们的心愿去安排葬礼，不让遗憾继续累积。

家庭共同决策：尊重每位家庭成员的意愿，尽量共同决策，避免"一言堂"。葬礼筹备过程需要家庭成员携手互助，烦琐与哀思的交叠会不时带来冲突和争吵，有些家庭在葬礼后甚至面临分崩离析的风险。相互尊重、共同决策，让家庭在葬礼后更温暖团结。

合理安排预算与分工：考虑自己与家庭的实际情况来合理安排葬礼的预算、家庭成员分工等事务。葬礼后，我们的生活还会继续，不要让葬礼带来过多经济负担，合理安排家庭成员所承担的责任，避免让自己和家人过于劳累，葬礼后身体虚弱。

保留遗物：对于犹豫是应该遗弃还是保留的遗物，先保留下来。有些物品遗弃后就再也找不回来了，先保留下来或许是比较稳妥的方式。

如果我们决定去参加逝者的葬礼，这样做可以让我们减少遗憾：

宣泄哀伤：葬礼是为数不多的可以让我们表达哀思、流露哀伤的时空，那些平时不能表达的悲伤与痛苦，都可以在葬礼上宣泄。流泪恰恰说明逝者在你心目中的重要性，因而失去他必然伴随着不舍。

追忆逝者：在葬礼上会有一些讲述逝者生平的环节或静默时刻，还会有你不知道该跟谁聊、聊什么的时候，此时不妨回归内心。在这个与逝者最后相处的空间里，回忆你与他的相识与相互进入对方生命的点点滴滴。如果有机会，你也可以向逝者的家人讲述这些故事，让他们知道逝者活在很多人心里。

分享记忆：如果你在葬礼上遇到了愿意跟你谈论逝者过往的亲友，请珍惜这个机会，慷慨地分享你与逝者之间的回忆。在分享中，你或许会发现自己以前不了解的有关逝者的故事，这些新记忆与大家共同追忆逝者的"记忆创造"会在未来成为你的慰藉来源。

留下纪念品：如果你有一些与逝者有关的特殊物品（如照片、书籍、小物件等），想想哪些可以带给逝者的家人作为纪念。在逝者刚刚离世这一时期，言语的安慰可能有些苍白，但逝者的家人会通过这些特殊物品感受到你无声的关怀。日后你也会为自己的分享与延续逝者的影响而欣慰和自豪。

当无法举办或未能参加葬礼时

如果亲友的离世涉及传染性疾病，遗体可能需要进行传染病学的解剖查验或严格火化，在医院内陪伴的最后日子也会受限。如果亲友是意外去世，遗体可能会受损，可能会经由公安机关或法医进行处置。这些特殊情况都会阻碍我们以正常葬礼的形式与离世亲友做最后的告别。有时候，我们也会因自身或外界的情况，如工作繁忙、未被告知等，无法参加逝者的葬礼，无法与逝者道别。无论是哪种情况，都可能会成为未完成事件，让我们心生遗憾，日后不断感受到内心的痛苦和悔恨。这个时候，我们可以考虑通过其他方式来缅怀逝者，以专属于自己的独特方式来祭奠逝者。

网络哀悼不失为一种好的选择。网上悼念平台可以上传和保存离世亲友的生平描述及照片，提供点烛、献花、祈福、留言等多种功能，可随时线上祭拜，能够更便捷、更长久地保留和分享我们的思念。如果有需要，可以寻找这类网络祭奠平台进行悼念。在网络祭奠平台上，我们可以通过建立永久留存的纪念馆，书写逝者生平事迹、上传影像资料、发表纪念文章、在线祭拜留言，同时也可邀请亲友共同祭拜，让纪念馆充满温暖与爱。需要提醒的是，在网络祭奠平台上传与逝者有关的资料，也要注意数据安全问题，在上传前要了解清楚平台的用户隐私保护政策。

问 我可以使用 AI 数字人来复活逝者吗？

答 AI 复活是让生者与逝者对话的一种方式，比传统方式更加生动，逐渐引起了人们的关注。然而，在平复哀伤之旅中，首先是要接受亲人已经离世的事实，如果出现了一个做得非常好的、可以双向互动的数字人，丧亲者是否能接受现实则是不确定的。当我们在感到喜悦或遇到难题时，如果想使用数字人服务，跟自己逝去的亲人聊天，这是没有问题的。但一个人如果花很多时间跟数字人相处，忽略了其他的社会关系，就是有风险的状态。因此，需要确保在使用这一方式时能保持理性与适度。

> ◯ 来源：唐苏勤副教授接受南方⁺采访

除网络哀悼之外，还有各种各样的形式可以缅怀逝者。有的人会给逝者写一封告别信，弥补不能亲自道别的遗憾；有的人会选择把逝者的骨灰、毛发做成首饰戴在身上，或携带逝者的遗物一起去世界各地旅行并拍照留念；也有人会以逝者的名义进行爱心捐助，将哀伤化作关爱世界的动力，让逝者在人们心中永存。

处处均可寄哀思，真心实意的行动远比悼念的形式更重要。我们可以充分发挥自己的创造力，用独特的方式来缅怀逝者，表达、分享、宣泄自己的思念和感受。所有个性化的方式和行动都会展示我们对逝者的深深怀念和对爱的承诺。

周年纪念反应

美国精神科医生伊丽莎白·库伯勒－罗斯（Elisabeth Kübler-Ross）写道："在每个周年纪念日，尤其是第一年，你会希望纪念你失去的亲人，你会用自己的方式去荣耀你所爱的人。有时候，就在你最美好的记忆中，同时也会共存着巨大的悲哀。"我们可能会在一些特定日子，如逝者的生辰、离世的周年纪念日、家人团聚的中秋、农历新年等临近时，再次在情绪、认知、行为和生理上体验到较为强烈的哀伤反应，这些反应会持续一周到几周甚至更长。这一系列体验被称为"周年纪念反应"。

周年纪念反应是一种常见的现象，与我们对逝者的情感有关，它会持续下去，几年、十几年、几十年，乃至终生。周年纪念反应的持续时间和强度因人而异。对于某些人来说，这种反应可能只是短暂的情绪波动；而对于另一些人来说，它可能会持续更长的时间，并对他们的日常生活产生较大的影响。

当这些特殊的日期临近时，我们可能会变得更加敏感和脆弱，出现以下反应：

回忆、思索、感受和梦：不断重复关于亲友离世的回忆、思考和感受。我们可能会有身临其境的感觉，或一遍又一遍重复事件的过程，甚至可能有重复性梦境和梦魇。

哀伤、悲痛和绝望：感受到亲友离世带来的巨大哀伤和悲痛，也会常常在周年纪念日感到绝望。

恐惧与焦虑：恐惧和焦虑可能在周年纪念期间重新出现，导致惊恐、震惊反应以及强烈的不安全感。

沮丧、愤怒、内疚：周年纪念日可能会重新唤醒我们对于亲友离世的沮丧和愤怒，也会引发对离世亲友的内疚。

孤独感："可能没有什么人再像我一样想念那位离去的亲友了，也没有人能理解我此刻的思念"，周年纪念日往往使我们感到格外孤独。

躲避：有的人会试图采用躲避的方法来应对周年纪念反应，逃避巨大的痛苦。他们会不停说服自己周年纪念日只是个平常的日子。其实这样的努力恰恰体现了内心的不安全感，因为周年纪念反应不是我们主观可以控制的，因而没有必要追求周年纪念日跟平常的日子一样。

生理疾病：尤其是结肠炎、感冒等。

生理不适反应：包括头痛和饮食紊乱。

注意力下降：在周年纪念日，我们的注意力可能无法集中，导致意外事故增加。

极端反应：严重的周年纪念反应可能会导致杀人或自杀。

欣欣妈妈在女儿生日或忌日来临时，总是惶惶不安、心神不宁。她会想象如果女儿还在的话，该多大了，在做什么工作，结婚了吗，或许有孩子了……在欣欣离开后，她不得不独自一人面对一年一度的忌日，她总是一个人前去扫墓，在那里坐一整天，以泪洗面。

🔍 来源：根据真实案例改编

对大多数人来说，周年纪念反应是一种正常的反应，学会给予自己足够的理解和关怀，就可以度过这段特殊的日子。我们还可以与亲友交流感受，与有同样境遇的人相互取暖，或者寻找专业帮助支撑自己。通过表达情感、寻找支持和自我照顾，我们可以逐渐缓解周年纪念反应，减少其对我们生活的影响。

应对周年纪念反应的小贴士

准备

☑ 提前做好度过周年纪念日的心理预期和事务准备。

☑ 告诉自己：这个特殊的日子要来了，我的情绪可能会出现波动。

☑ 提前准备好悼念物品。

☑ 探索过去对自己有过帮助的应对方式。

☑ 好好照顾自己，提前调整自己的饮食和睡眠。

回顾

☑ 尝试捕捉一些美好的回忆。

☑ 回顾过去的一年，看一下现在和一年前有什么不同，是否又走过了一段不一样的哀伤历程。

☑ 回顾和感谢其他亲友提供的支持和帮助。

转移

☑ 做一些能够分散自己注意力的事情，比如外出旅游、工作。

☑ 参加公益活动。

☑ 如果有宗教信仰，可以适当参加宗教仪式。

直面

☑ 允许自己哭出来，接纳自己的反应。

☑ 做逝者喜爱的食物。

☑ 带上鲜花或有特殊意义的物品到逝者的墓地，和他说说话。

☑ 和其他人谈及关于逝者的往事。

☑ 必要的时候，寻求专业帮助。

升华

☑ 以逝者的名义捐款。

☑ 以逝者的名义种一棵树。

☑ 计划如何实现逝者的愿望，继续其所热爱的事业。

第三节　妥当处理遗物

处理离世亲友的遗物也是我们接受其死亡现实的一部分。如果可以妥善地处理，我们既可以直面亲友的离世，也可以再次确认我们与离世亲友的重要联结。处理遗物的方式没有正确或者错误之分，我们可以遵循自己的真实想法和感受作出选择。

妥善处理遗物的小贴士

直面

☑ 不要一味地回避遗物，尝试直面它。比如，试着进入逝者的房间，把物品拿出来，试着凝视它、接触它。

☑ 理解自己的"不忍心"和内疚情绪，但即便身在这种情绪之中也可以继续整理。

合作

☑ 开始动手处理遗物前做好充分的准备和计划，可以寻找他人的帮助。比如，等朋友陪伴在身旁时再去处理，或者请他们帮忙去一起处理数量较多的遗物。

☑ 适当听从其他亲友的建议，但注意避免"强迫性"的要求。如果那些建议让你感受到被要求和被强迫，按照自己的意愿去做，不必理会他们。

☑ 可以将一些遗物赠予同样珍爱这些物品和怀念逝者的亲友。

方式

☑ 采用逐步处理的办法，把这份艰难的工作分摊开来。

☑ 保留有特别意义的物品。

☑ 如果物品难以保留，可以选择拍照留念。

☑ 对于一些不确定是否应该保留的东西，可以暂时放下，日后有精力的时候再回来处理。

　　处理遗物不是一次性工作，我们可以给自己留出足够的心理空间、相对安静的物理空间和合适的时间，一点点来处理。关键是根据自己的节奏来做，无须急于求成。

第二章 接纳与调整 情绪

在情绪的接纳和调整上，同样是"心急吃不了热豆腐"。一方面，我们需要理解和接纳自己的哀伤；另一方面，我们也需要按照自己的步伐表达和抒发哀伤，降低过于强烈的情绪对生活造成的负面影响。

第一节　记录与识别哀伤

哀伤程度监测

我们可以每天观察自己的哀伤强烈程度，并在"哀伤情绪温度计"（0 表示一点也不哀伤，10 表示极度强烈的哀伤）上记录哀伤的最高点及其发生时的情境、最低点及其发生时的情境、每天的哀伤平均程度。以下是引导我们进行自我观察的一些问题：

（1）回顾今天，我的哀伤程度最低时有几分？

（2）哀伤程度最低的时刻是何时？在哪里？在做什么？和谁

在一起？

（3）回顾今天，我的哀伤程度最高时有几分？

（4）哀伤程度最高的时刻是何时？在哪里？在做什么？和谁在一起？

（5）总的来说，今天我的哀伤程度平均有几分？（平均哀伤程度是估计的自己一天中哀伤的平均程度，它不一定是哀伤最高点和最低点的平均。）

大二学生李同学的父亲不久前意外离世，她沉浸在哀伤情绪中，记录了最近一周自己的哀伤程度及其变化情况（表 2-1）。

表 2-1　李同学的哀伤程度记录表

日期	最高 / 最低分	情境	平均分
5 月 1 日	8	晚上和舍友吃饭，舍友拍美食照片给她爸妈看	6
	2	起床后想起梦，梦里爸爸笑着和我说话	
5 月 2 日	4	下午广播站播放了我最喜欢，爸爸也很喜欢的歌，但是挺伤感的	3
	1	晚上在宿舍楼梯和妈妈打电话，聊起了妈妈年轻时和爸爸的搞笑经历	
5 月 3 日	8	午睡梦见爸爸葬礼的场景，哭醒了	7
	2	下午写完期末作业时，想起爸爸以前会和我说"我家妞妞最聪明！"	
5 月 4 日	9	早上睡醒时宿舍没人，突然很孤独，很想念爸爸	6
	1	下午和舍友在宿舍画画，我画了全家福，爸爸也在，有一双翅膀	

续表

日期	最高 / 最低分	情境	平均分
5月5日	7	晚上在阳台和妈妈打电话，妈妈哭着说想爸爸了	6
	0	早上自己去晨练，是第一次尝试，爸爸知道一定很开心	
5月6日	7	晚饭时喝奶茶洒了一身，好无助，要是爸爸还在的话，就会安慰我	5
	3	下午去宿舍楼下喂小猫，它长得好像以前家里爸爸领养的小猫，真可爱	
5月7日	6	晚上一个人逛操场，月亮好美啊，想起小时候经常和爸爸一起去天台看月亮，吹晚风	4
	1	中午吃饭点了最喜欢的年糕，想起爸爸做的年糕是最好吃的	

　　记录一段时间之后，我们可以通过绘制哀伤情绪曲线来了解自己的哀伤变化情况。你可能会意外地发现，你的哀伤没自己想象中那么"站在山顶""一成不变"。哀伤情绪更像是起起伏伏的水波，我们可以通过慢慢修炼自己这个容器，容纳着哀伤情绪的波动。

　　图 2-1 是李同学最近一周的哀伤情绪曲线。

　　对哀伤程度及其出现情境进行观察和监测，可以帮助我们认识到哀伤平复过程的反复性和不稳定性，也可以让我们识别情境及其背后的想法对哀伤程度的影响，更了解自己，也更理解自己。

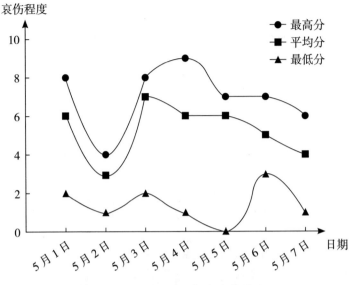

图2-1 李同学的哀伤情绪曲线

　　我们在这里为你准备了空白图表，欢迎你尝试填写表格（表2-2）并绘制哀伤情绪曲线（图2-2）。如果你愿意，也可以在任何你觉得方便和美观的纸张或设备上进行记录。请一定记得保存好这些资料，待未来回看时，你会感叹于自己曾走过的艰难与由此生发的力量。

表2-2 我的哀伤程度记录表

日期	最高/ 最低分	情境	平均分

续表

日期	最高 / 最低分	情境	平均分

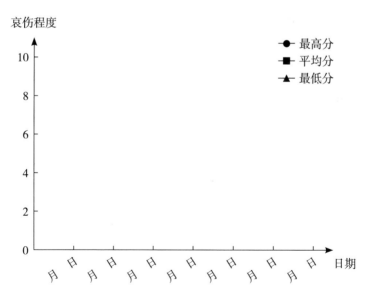

图 2-2 我的哀伤情绪曲线

哀伤自画像

亲友离世后的哀伤反应中不仅有悲伤和想念。除观察和监测哀伤程度外，我们还可以尝试描绘哀伤自画像。通过思考哀伤的来源，关注哀伤覆盖的其他复杂情绪，追溯背后的原因，回答"我们究竟为什么哀伤"，我们能够更好地识别和理解自己的哀伤。

我们可以尝试循序渐进地回答一系列问题来完成自画像。

1. 描述一下你失去亲友的经历以及目前的状况。

谁去世了？你失去了谁，或者失去了什么？这件事引发了你什么样的感受？你目前的状况是怎样的？

_____

_____

_____

2. 识别那些与已然发生或预期将发生的事件相关的感受。

除了悲伤和想念，你还有其他感受吗？那种感受可能跟什么有关？以往的什么经历还会浮现于你的脑海？你担心将来会发生什么？

_____

_____

_____

3. 扩展这些感受和记忆，及其所引发的那些对未来的恐惧。

你可以分享更多经历和感受吗？比如你的记忆或者你的恐惧。

_____

4.区分一下哪些是与你目前失去亲友的经历相关的感受，哪些是被你过去的经历和对将来的恐惧所强化的感受。

你是否觉得现在的这些感受与你的早期经历有关？这些感受是否来自你对未来的恐惧？你会采取什么样的措施去面对恐惧？当你发现自己对未来的掌控感增加的时候，你会有什么感觉？

在家庭中分享哀伤

看到这里，你一定充分认识到了哀伤反应是非常复杂且持续存在的，而每个人的哀伤反应、对哀伤的理解和处理方式也迥然不同。当家庭成员共同失去一位重要亲友时，哀伤会蔓延开来，成为整个家庭系统的哀伤。由于家庭文化、传统反应模式、互动模式、家庭凝聚力、家庭分工和角色等的不同，每位家庭成员的哀伤反应多多少少会有所不同。

我们既要理解和接纳自身的哀伤反应，也要允许其他家庭成员有不同的哀伤反应。很多时候，不谈论并不代表情绪不存在，家人之间互相小心翼翼，反倒在原本的伤痛之上又增加了一重辛苦。所以，请不要因为哀悼方式的不同而感到愤怒甚至彼此指责，更不能因此而放弃沟通。当我们自己坦诚并妥善地去应对哀伤时，也会带动其他家庭成员去看见并接纳自己的哀伤，促进家庭系统的良性互动。

尝试直接表达并与家庭成员谈论亲友离世后的感受，不回避与逝者相关的话题。如果平时不好开口，可以借助周年纪念日、传统节日等时机，或者家庭合照、逝者照片等物件来开启话题。每一次鼓起勇气去谈论，都是对这段经历更进一步的理解与整合。

如果试探性的谈论和表达会给我们和家人带来难以承受的痛苦，那么为了避免二次伤害，需要斟酌短期内是否继续在家庭范围内进行哀伤讨论。共同携手渡过丧亲之痛是应对哀伤的有效方式，但我们需要等待合适时机来进行。在这个时机到来前，请照顾好自己。

如果你想了解更多帮助家人穿越哀伤的内容，欢迎阅读本书第五篇第二章《帮助亲人》。

第二节　缓解消极情绪

缓解抑郁

一位丧偶妈妈总结出了自己如何在丧偶后走出抑郁的阴霾，她的经验或许可以让深受抑郁困扰的我们有所启发。

缓解抑郁的小贴士

坚持吃药

☑ 如果抑郁了，请相信医生，坚持吃药，不要害怕药物，接纳自己生病的事实。

坚持有氧运动

☑ 每天坚持有氧运动（如跳绳），尽量控制在 30 分钟左右，可以先尝试 10 分钟。抑郁严重的时候没有力气做有氧运动，可以尝试去户外，看看天，看看树，看看街上的人来人往，转移注意力。

坚持规律作息

☑ 医生建议最迟 12 点睡，前期最好 11 点睡。不觉得困的时候，不要进房间，不沾床。中午尽量不要午睡（可以闭目养神一会儿），把身体放到疲惫状态，觉得困了再去睡。

坚持记录

☑ 坚持记录，把自己每天的睡眠、吃药量、心情、运动情况都仔细地记下来，并把这些记录拿给医生看。

听情绪高昂的歌曲

☑ 心情非常压抑时，觉得世界都阴暗的时候，听音乐，转移注意力。选择情绪高昂的歌曲，千万不要听伤感的歌曲，这只会助长抑郁情绪的蔓延。

尝试 678 呼吸法

☑ 轻度烦躁的时候，尝试用 678 呼吸法。闭上嘴巴，用鼻子吸气，在心中数 6 个数；停止吸气，屏住呼吸，在心中数 7 个数；用嘴缓缓呼气，同时心中数 8 个数。

记录焦虑的事情

☑ 抑郁经常会伴着焦虑情绪。感觉焦虑时，把自己焦虑的事情写在记事本上，一条条写，越细越好，等到不那么焦虑的时候，一条条写出对应的解决方法。

寻找社会支持

☑ 寻找社会支持，去向信任的并且有耐心的亲人、朋友、医生寻求帮助，倾诉，反复倾诉。

列一个对自己好的清单

☑ 接受不完美的自己，列一个对自己好的清单，每做完一件事情标记为"做完"，收获满满的成就感。例如：每天把脸洗得干干净净，每周至少敷两次面膜，每周至少泡两次脚，学习一道新菜并与孩子们共享美食的快乐……

找到价值感

☑ 感恩帮助自己的人，同时帮助别人，找到价值感。例如：帮助路人指路，扶起路边一辆倒下的自行车，将旧衣物捐给慈善机构……

来源：最好的纪念 | 丧偶后我怎样走出了抑郁症（"一个母亲"公众号 2022 年 1 月）

缓解焦虑

美国心理治疗师克莱尔·比德韦尔·史密斯博士（Claire

Bidwell Smith）为亲友离世的人们提出了 10 条建议。

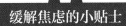

缓解焦虑的小贴士

学习关于哀伤和焦虑的科普知识

☑ 焦虑是大脑对恐怖事件的反应，死亡会自然引发我们的恐惧感，使人紧张和焦虑，因此焦虑是哀伤的正常反应。

审视自己应对哀伤的过程

☑ 你是否有出于恐惧或痛苦而避免去感受某些情绪，或刻意去回避某些记忆？如果是这样，就要先解决这类问题。

寻求宽恕

☑ 长期陷入哀伤和焦虑的原因之一，是感到没有做好本会令已故亲友高兴的事，并为此有愧疚感。其实寻求宽恕永远不会太晚，即使亲友已经走了。但首先要学会宽恕自己。

提升抗逆力

☑ 积极寻求新的健康生活方式。不要以为那样做就代表着放下所爱的人。我们永远无法挽回失去的亲人，但依然可以保留我们的爱，并重建有意义的生活。

书写

☑ 让内心的焦虑流淌到纸上，写下自己的感受和想法。

梳理自己的想法

☑ 认知行为疗法有助于处理与哀伤相关的焦虑。审视我们认知中的问题，找到适当的方法来缓解我们脑中重复出现的痛苦，这是管理焦虑的关键。

冥想

☑ 冥想是应对焦虑的最有效的方法之一。冥想可以将自己从压力中解放出来，使自己沉浸在当下的时刻。冥想对焦虑的减缓作用常常立竿见影。

建立健康的持续性联结关系

☑ 这是哀伤疗愈过程中的重要任务，即建立与已故亲人内在的积极的精神联结。我们将在第二篇第三章《重新建立与逝者的联结》中提供一些建立持续性联结的具体方法。

思考生命的重心是什么

☑ 想一下，如果现在正面临生命的终点，什么是最重要的？

防止自我孤立

☑ 哀伤本身是一次孤独的旅行，但在孤独的哀伤之旅中，我们可以伸出求助之手。在同质互助小组中，在一对一的治疗中或在亲友的帮助下，我们能得到有力的社会支持。

缓解孤独

独处的时候，我们会感受到更强烈的悲伤、无助、焦虑、被抛弃等复杂的痛苦情绪，它们交织在一起。脑海中的反刍思维也没法停下来，孤独是其中特别明显的感受。也许，我们可以尝试用下面这些方法缓解孤独。

缓解孤独的小贴士

☑ 尝试去做自己感兴趣且能与外界产生联系的事，比如饲养宠物，或者去撸邻居朋友的猫猫狗狗。

☑ 与外界保持联系，比如与我们熟悉且信任的人通过电话、短信、微信、QQ或电子邮件的方式保持联系。

☑ 去有人群的地方，比如逛街、逛商场或逛公园等。

☑ 避免把时间放在使我们心情变糟的人身上。

☑ 在情绪允许的情况下，和熟悉的人主动打招呼，积极参加娱乐活动，并尝试去帮助别人。

缓解愤怒

我们的愤怒是真实的，且必须有出口。如果愤怒不指向逝者，就会转向其他人，转向上天，甚至转向自己。请尝试用以下方法来缓解自己的愤怒。

缓解愤怒的小贴士

停顿

☑ 在愤怒情绪很激烈的时候，让自己停顿下来，帮助自己冷静。有必要的话，可以从冰箱里拿出一个冷藏的水果或冷冻的冰块来让自己冷静。

表达

☑ 当心情平静时，把有关愤怒的想法向合适的对象表达出来，听取反馈，可以运用幽默的方式来表达愤怒，同时避免讽刺和伤害他人。

放松

☑ 练习放松技巧，比如深呼吸、专注于肌肉的自我放松、听音乐或抒写心情。

运动

☑ 做一些喜欢的运动来减少压力，稳定情绪。

求助

☑ 如果发现自己的愤怒正在趋于失控，无法自我调节，请及时寻求专业帮助。

缓解自责

很多事情可能导致我们自责和内疚。当无法向外释放的愤怒转向自己时，我们的愧疚也会加剧。大部分时候，我们对自己的责备是非理性的，可以通过下面的方法尝试缓解自己的自责。

缓解自责的小贴士

接纳

☑ 接纳自己的不足和弱点，接纳自己没有掌控一切的能力。

☑ 宽恕自己，明白放下愧疚并不代表放下对逝者的爱。

整理

☑ 通过写日记和随笔的方式梳理自己的情绪。

☑ 寻找合适的伙伴，与他交流、谈论自己的想法，不要将自责和愧疚压在心里。

转移

☑ 每当开始感到愧疚时，尝试把注意力放在与逝者的美好回忆中，思考逝者是否希望我们在痛苦中度日。

☑ 寻找适当的方法，等待合适的时机，将愧疚感转变成积极的行动，比如完成逝者的遗愿。

求助

☑ 如果长期都无法从愧疚中走出来，请及时寻求专业帮助。

面对死亡焦虑

亲友的离世可能会让我们比往常更频繁地觉察到死亡，让我们强烈地意识到死亡离我们很近。既然死亡焦虑不可避免，那了解如何面对它就显得尤为重要了。

面对死亡焦虑的小贴士

觉察死亡，培养对死亡的熟悉感

☑ 留意生活中关于其他人离世的消息、关于重大灾难的新闻报道，但要注意自己对这类信息的敏感程度，以此来决定是收听消息、阅读文字、查看图片，还是观看视频。一定要在自己能承受的范围里循序渐进地接触死亡。

☑ 参加死亡主题的工作坊或团体辅导。

☑ 参与临终关怀志愿活动。

☑ 通过以上活动拉近自己与死亡的距离，增加对死亡的熟悉感。

思考死亡，获得个人成长

☑ 意识到生命无法延长，活着就有改变自己生活的可能性，就有掌控生活的自主权。

☑ 盘点生活中无数次的"幸运"，牢记死亡，对生活中的馈赠保持欣赏和感恩之心。

☑ 学会"认同自己"，即使无法做到时，也不否定自己的价值，不追求他人的认同。

☑ 通过以上活动让自己意识到，在死亡面前，一切都是小事。

直面死亡，缓解焦虑

☑ 进行自助练习或在专业人士的帮助下，让自己逐级暴露于死亡焦虑中，对死亡焦虑进行脱敏。具体可分为：体内暴露、想象暴露和内感受暴露。

☑ 体内暴露包括阅读有关死亡和失去亲人的读物，以及观看与死亡有关的电视和电影节目，并写读后感或观后感；采用具有挑战性的情境方法，例如写遗嘱、计划葬礼安排并给家人留下指示、参观家人或朋友的墓地，以唤起强烈情感的方式来模拟解决现实情境中的死亡问题。

☑ 想象暴露可在不方便或无法进行体内暴露时练习，例如想象某些身体症状（如皮疹或肿块）以及面对严重疾病和死亡的情况，写一个小故事。

☑ 内感受暴露涉及对引起焦虑、惊恐等情绪的身体感觉的练习，例如反复进行爬楼梯（增加心率）或旋转（产生眩晕感）等活动以产生令人恐惧的感觉，并在此过程中消除"身体感觉引发死亡焦虑"的条件反射。

第三节　允许自己感受到快乐

在失去挚爱之后，许多人为了释放痛苦、适应丧失，常常会选择接受帮助或治疗。然而，经过一段时间的努力后，我们可能会发现自己并没有"好转"，依然沉浸在痛苦中，似乎难以自拔。如果遇到了相似的情况，请不要过分担心。失去挚爱的人可能会抗拒"好转"，有些抗拒在意识层面能够觉察到，有些却可能连当事人自己都没有意识到。原因有很多，其中最重要的是，我们不能接受自己快乐起来。我们的心里藏着一个深层想法：只有持续地哀伤，才能真正表达我们对逝者的爱和思念。

觉察并克服对于寻找快乐的排斥与内疚，或许这就是得到"好转"的关键因素。我们需要坚定地告诉自己："我可以去感受失去的滋味，也可以体验当下的幸福""我可以同时感受到痛苦和快乐""我能带着对逝者的思念来面对接下来的生活"。实际上，消极感受并不会妨碍我们感受到积极情绪，反之亦然。在哀悼中，重点并非一直停滞在感受消极情绪上，而是更好地在关于逝者的积极和消极感受中找到平衡，避免自己被消极情绪吞没。

如果你在经历了较长时间的自我调适或心理咨询后，仍然无法适应现在的生活，那么你需要问一问自己：我允许自己感到愉悦吗？

下面这些问题有助于自我探索的开展：

如果你的痛苦减少，你感觉到开心、幸福了，这对你来说意味着什么？

_____

_____

_____

如果你的痛苦减少，你感觉到开心、幸福了，这对他来说意味着什么？

_____

_____

_____

如果你的痛苦减少，你感觉到开心、幸福了，这对于你们的关系意味着什么？

_____

_____

_____

为什么你不想有变化？

_____

_____

_____

你从"不允许自己感觉愉悦"中获得了什么？

_____

_____

_____

"不允许自己感觉愉悦"这样的想法让你作出了哪些改变？

_____

_____

_____

你认为一个"合格的丧亲者"应该是怎样的？

_____

_____

_____

你也在用这样的"合格的丧亲者"标准要求自己吗？你是怎么做的？

_____

_____

_____

有什么方法能让你感受到与他的联结，而不让你感觉那么痛苦？

_____

_____

_____

你尝试过哪些处理内疚感的方法？效果如何？

_____

可能我们暂时还没有办法很好地回答上面的所有问题，也未必能给自己一个满意的答案。没有关系，这些问题只是刚刚打开了探索内心世界的开关，为自己提供一个新的视角去看待经历和体验。带着这些疑问回到生活中，在未来的某个时刻，我们会体验到"顿悟"的一瞬。

哀伤是我们表达爱的方式，但绝对不是唯一方式。

第四节　自我关怀

自我关怀（Self-compassion）是美国心理学家克里斯汀·内夫（Kristin Neff）在积极心理学的发展背景下提出的关于自我的新概念，是一种能够保护个体远离自我批评、反刍思维的积极的自我认知态度。

在面对痛苦体验时，自我关怀就是以关心和理解的方式对待自己，善待自我，像安慰朋友一样温暖地支持和鼓励自己。此时，我们并非独自承受悲痛，我们可以承认自己的难过，所有人（包括我们自己）都值得同情与关怀。自我关怀有助于我们以清晰和公正的视角认识当下，对自己遭遇的痛苦，既不去压抑，也不夸大其词，避免自己被头脑中的想法裹挟，尤其是过度关注负面信息。

自我关怀包括善待自我、评判特质和静观当下三个部分。下面是一些自我关怀的小练习，它们也许能帮我们更好地作出改变，获得自我关怀的力量。

善待自我

（一）拥抱练习

如果你察觉到自己的紧张不安、悲伤不已或者自我批评，请试着给自己一个温暖的拥抱。柔和地轻抚自己的双臂和脸颊，或者轻轻摆动你的身体。摆出一副传递爱、关切与温柔的姿势。如果无法做出实际的身体姿势，你可以想象拥抱住自己。

注意察觉一下拥抱之后自己身体的感受，是否觉得更温暖、柔和与镇静？

（二）改变批评式的自我交谈

留意你在何时会自我批评。任何时候，只要你对某事感到很糟糕，就想想刚才你对自己说了什么，请尽量准确地记下你说的每个字。你在自我批评的时候使用了哪些词？是那些一再出现的关键短语吗？你使用了何种语气，严厉、冷酷还是愤怒？这个声音是否让你想起了那些曾批评过你的人？

以关怀而非自我评判的方式，努力柔化自我批评式的声音。不要对内心的批评者说"你真是个孬种"，而是说"我知道你只是想让我觉得安全而已，给我指出提高的方向，但是你严厉的批评与批判无济于事。请不要再这样批评了，它会徒增许多痛苦"。

把内心批评者的话语以亲切、友好、积极的方式重新编排。

如果你不知道该用哪些词，你可以想象一下此时你的好朋友会对你说些什么。

评判特质

试想某个你经常评判的个人特质，而这个特质对你的自我界定非常重要，例如害羞、懒散、愤怒等。问自己下列问题：

你有多频繁地显示出这种特质，大多数时候、有时还是偶尔？在你不显示这个特质的时候，你又是怎样的人，你还是你吗？

———————————————————————————

———————————————————————————

———————————————————————————

是否有特定的环境引发这种特质，而其他的环境没有引发呢？如果只有在特定的情况下这种特质才会表现出来，那么这个特质是否还能界定你自己？

———————————————————————————

———————————————————————————

———————————————————————————

哪些原因和条件导致你拥有这种特质（早期家庭环境、遗传基因、生活压力，等等）？如果是这些外力在很大程度上决定了你拥有这些特质，那么把此特质理解为你内在的反应是否依然准确？

———————————————————————————

———————————————————————————

———————————————————————————

　　你拥有这个特质是经过选择的吗，表现出这个特质也是经过选择的吗？如果不是，为什么要因拥有这个特质而评判自己呢？

_____

_____

_____

　　若重新进行自我描述，不再用这个特质来界定自己，会发生什么呢？例如，不再说"我是一个愤怒的人"，而改为"有时，在某些情况下，我会变得愤怒"，会发生什么呢？如果不再强烈地认同这个特质，事情是否有所改变呢？你是否体会到心灵有了更大的空间、自由与安宁？

_____

_____

_____

静观当下

（一）练习留意

　　找一个放松的位置，然后坐下。放松、闭目，只是简单地留意闪现于意识之中的思维、情感、气味、声响及其他的躯体感觉。例如，"吸气""孩子玩耍的声音""左脚发痒""想知道聚会穿什么""不安全感""兴奋""飞机飞过头顶"，等等。整个过程持续10~20分钟。

　　只要你对一份新体验有了觉察，就在心里对这份体验轻轻地做一个记录，然后让注意力徜徉于新的体验。

有时，你可能会发现自己迷失于思维之中，你甚至用 5 分钟一直在想午餐的事，完全忘记了修行练习。无须担心，只要你留意到你曾迷失于思维之中，简单地记录"迷失于思维"，然后把注意力转向留意练习即可。

（二）与痛苦共舞

手握冰块（稍微有些不适）。以正常的方式作出反应，当无法承受时请放下冰块。注意你感到不舒服的强烈程度，以及在你放下之前你握了冰块多长时间。

用另一只手握着冰块。当你再次感到不适时，试着不要对抗它。放松感觉，由着它。以静观的方式留意感觉的特质——冰冷、烧灼、麻刺，等等。在你这样做的时候，对任何不适的感受抱以关怀之心。例如，你可以说："哎哟，这确实疼，有这种感觉真是痛苦。但是还算好啦，我能克服。"当无法承受时请放下冰块。再一次注意你感到不舒服的强烈程度，以及你握住冰块的时间。

做完之后，比较两次体验。在你没有对抗痛苦时，你是不是握着冰块坚持了更长的时间，不适感也不那么强烈？越少对抗，越少折磨。

（三）写自我关怀日记

在日记里写下任何你觉得糟糕的事情，例如让你评判自己的事，或者让你痛苦的困难体验。对于每个事件，运用自我关怀的方式重新认知（图 2–3）。

善待自己

写下你的感受：难过、羞愧、害怕，等等。在书写时，请尝试不要评判而是接纳你的体验，不要轻描淡写也不要故意夸大。

普遍人性

写下你的体验与人类体验相互关联的方式。这可能包括承认人之为人意味着不完美，以及所有的人都有诸如此类的痛苦体验等。

静观当下

对自己写一些友善的劝慰之词。让自己知道，你关心自己，要以轻柔安慰的语调进行。

图2-3　写自我关怀日记

第五节　放松、正念与运动

本节将介绍一些在日常生活中就能进行的练习。我们可以养成习惯，在晨起、午后、睡前练习，也可以在感到自己精神紧绷、焦虑难安时使用。将这些小技巧、小习惯融入亲友离世后的日子里，慢慢学会调节自己的情绪，安定心神。

放松

放松不只是一种理想中的状态，也可以通过有意识地做一些行为来实现。对亲友离世的人来说，常用的放松方式有腹式呼吸、渐进式肌肉放松和蝴蝶拥抱。

（一）腹式呼吸

腹式呼吸，也称深呼吸，是一种通过慢节律的深呼吸来减轻压力、进行放松的方法。腹式呼吸的关键是让横膈膜上下移动。吸气时，横膈膜会下降，把脏器挤到下方，腹部（而非胸部）会膨胀，我们会感觉到肚子鼓起来。吐气时，横膈膜会上升，比平常的高度更高一些，帮助我们吐出较多易停滞在肺底部的二氧化碳，吐气的时间要比吸气时间稍长，深度呼吸由此产生。一次完整的腹式呼吸持续 10~15 秒，能吸入约 500 毫升空气。如果不确定自己是否正在进行腹式呼吸，可以把手放在肚脐上，如果能感觉到手上下微微抬放，那就是正确的。当然，也可以平躺着，在腹部放一本有重量感的书，吸气时将书顶起来，呼气时让书落下去。这个看起来有些夸张的练习，可以让我们立刻掌握腹式呼吸的诀窍。

我们可以根据下面提供的指导语进行每日的腹式呼吸练习：

仰卧于床上或者坐着，放松肢体。左手放于胸部，右手放于腹部。吸气 3~5 秒：收紧嘴巴，用鼻子深长而缓慢地吸气，胸部保持不变，腹部慢慢鼓起，顶起右手，屏住呼吸 1~2 秒。呼气 3~5 秒：用嘴巴深呼气，腹部自然凹陷，向内朝脊柱方向收，胸部仍然保持不变，将所有废气从肺部呼出，屏住呼吸 1~2 秒。依次循环 10 组呼吸。

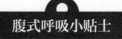

腹式呼吸小贴士

☑ 呼吸节奏要深长而缓慢，鼻子吸气，嘴巴呼气。

☑ 吸气时不要将肚子鼓得太满,八分即可。

☑ 练习环境选择空气流通的地方。

☑ 饱饭的情况下不要练习,以防胃不舒服。

☑ 练习强度应循序渐进。

无论是排队等候、交通堵塞,还是在通勤、上学的地铁上,任何时候都可以练习腹式呼吸,氧气量的增加对我们的身体和心理都有益。但如果在练习过程中,出现缺氧、疼痛或其他不适反应,应当立即让呼吸回归自然。

(二)渐进式肌肉放松

肌肉放松训练通过教会我们有意识地去感受主要肌肉群的紧张和放松,从而达到放松的目的。我们可以跟着指导语尝试一下这种感觉:

将你的利手握成拳,将拳头攥紧些,再紧些。感觉一下手和前臂的紧张状态,让这种感觉进到手指、手掌和前臂。放松拳头,注意紧张和放松之间的感觉差异。再做一次这个练习,这次闭上你的眼睛,紧紧地握住拳头,意识到手和前臂变得紧张起来。放松拳头,让紧张感流走,留意放松与紧张的不同感觉。再次攥紧拳头,再次放松拳头。

在这个练习中,你会注意到手和前臂不能在同一时刻既放松又紧张。换句话说,放松与紧张是互不兼容的。我们所发送的信息出自大脑,先指示手紧张起来,又引导它放松。也就是说,我们可以暗示一个肌肉群（如手和前臂）以某种特别的方式进行特定的响应（紧张和放松）。

渐进式肌肉放松训练是一种逐渐的、有序的、使肌肉先紧张后放松的训练方法。它强调放松要循序渐进地进行，要求在放松之前先使肌肉收缩，继而进行放松，最终达到全身心放松的效果。

渐进式肌肉放松小贴士

穿戴要求

☑ 穿着宽松舒适的衣物。

☑ 如需佩戴眼镜，请佩戴普通眼镜而非隐形眼镜。

环境要求

☑ 安静，没有干扰声音，如电话铃声、街道嘈杂声等。

☑ 可能的话，使用躺椅，或其他加衬垫的折叠椅。

姿势要求

☑ 可以仰卧，也可以坐着，双腿自然伸直。

☑ 手臂放在大腿上或身旁，双手自然放松。

渐进式肌肉放松训练中使用的肌肉群可以被分为17组、7组和4组。在训练的初始阶段，通常应该对17组肌肉群都进行放松，这可以帮助我们辨别不同身体部位的紧张和放松的感觉。当我们可以支配17组肌肉群中的任意一组时，便可以简化这一程序，只对7组肌肉群进行放松练习。最终熟练之后就可以只使用 4 组肌肉群。表 2-3 列出的是 17 组、7 组和 4 组肌肉群的练习步骤。

表 2-3　渐进式肌肉放松训练

17 组肌肉	7 组肌肉	4 组肌肉
1. 右手攥拳 2. 左手攥拳 3. 一手或两手手腕弯曲 4. 绷紧二头肌 5. 耸肩 6. 皱前额 7. 紧闭眼睛 8. 压紧舌头或咬紧下巴 9. 紧闭嘴唇 10. 头向后紧靠椅背或枕头 11. 用下巴够胸 12. 向后弯腰 13. 吸气，紧缩胸肌 14. 绷紧腹部肌肉 15. 收紧臀部肌肉 16. 伸展双腿 17. 脚趾朝上指	1. 将右手臂伸出，前臂弯曲 45 度，同时攥紧拳头（手、前臂和二头肌） 2. 换左手臂做同样的练习 3. 脸部肌肉群。皱前额（或皱眉），紧闭眼睛，皱鼻子、嘴唇，紧压舌头，嘴角往后拉 4. 将下巴压向胸前（脖子和喉咙） 5. 胸、肩、上背部、腹部肌肉。深吸一口气，保持住，将两肩同时往后拉，同时收紧腹部肌肉 6. 右大腿、小腿、脚。将脚轻轻抬起，同时勾起脚趾，并向内翻 7. 用左大腿、小腿、脚做同样的动作	1. 左右手，前臂，二头肌（与 7 组肌肉运动第 1、2 步骤相同） 2. 脸部、颈部肌肉（与 7 组肌肉运动的第 3、4 步相同） 3. 胸、肩、背、腹部肌肉（与 7 组肌肉运动的第 5 步相同） 4. 双侧大腿、小腿、脚（结合 7 组肌肉运动的第 6、7 步）

注：每个动作都至少持续 10 秒。

通过这些练习，我们可以学会让自己身体的不同肌肉群变得紧张或放松。通过比较紧张和放松之间的差异，我们可以更好地认识紧张，从而引导自己放松，以更从容的状态去面对生活中的事务。

（三）蝴蝶拥抱

蝴蝶拥抱又名"蝴蝶拍"，是创伤心理治疗中的一种稳定化技术，也是一种常用的、简单而有效的自我调节与安抚的方法。它采用"引导想象"的方式，帮助我们放松身体，强化内心的安全感或平静感。

生活中难免遇到不如意，这时我们会痛苦，会抱怨，会自责，会无助……这个时候，一个温暖的拥抱正是我们所需要的。拥抱可以来自他人，但我们也可以给自己拥抱。请跟着以下步骤，体验一下蝴蝶拥抱的疗愈效果，之后，你可以随时随地使用它来平静自己的情绪。

想象一个曾给你带来积极体验的事件，并体会身体的哪个部位感受到了这种积极的体验。

交叉双臂放在胸前，双手指尖可以触到锁骨和肩膀之间的区域，仿佛是在为自己制造一个温暖的蝴蝶翅膀般的护盾。双眼可以闭上或部分闭上，看着鼻尖。移动双手，模仿蝴蝶的双翼。深呼吸，感受通过身体和思维的感觉（认知、图像、声音、气味、感情和躯体感觉），不加以改变、抑制或评判。

双手轮流轻拍自己的臂膀，左一下、右一下为一轮。速度要慢，轻拍4~12轮为一组。停下来，深吸一口气，感受一下自己的感觉。

如果感觉不错，可以不断增加轮数，继续下一组，直到积极的体验更强烈。如果出现负面的体验，请提醒自己现在只关注积极的体验，负面的体验以后再来处理。然后，想着与积极体验有关的形容词再来做一组。

完成几组蝴蝶拥抱后，回到此时此刻，拥抱自己内心的小孩。在使用蝴蝶拥抱的过程中，尝试与自己内心的小孩建立联系。想象自己正在给予那个小孩安抚和关爱。我们可以用心地对自己说一些温柔、宽慰的话语，例如："我在这里，我爱你，一切都会好起来的。"这种内在对话和关怀可以帮助我们与自己的情绪建立更深层的联系，促进内心的平静和安宁。

正念

正念减压疗法创始人乔·卡巴金（Jon Kabat-Zinn）认为，正念是"开始自我发展、自我发现、学习和康复的旅程"。正念训练指导人们以一种不评判、开放、好奇的态度，将自己的注意力聚焦到当下的体验中，包括当下的想法、情绪状态和身体感受。它让我们有能力觉察头脑中的一切变化和自己瞬时的经验，而不会分心或被带走。即便哀伤非常强烈时，我们也可以去觉察它。观察一切微妙的感受和体验的变化非常重要，因为这会让我们了解到，哀伤是一个变化、流动的过程，而不是固定、持久的状态。

通过正念训练，我们会逐渐有能力接纳和面对哀伤，而不是只能逃避。由此，在哀伤平复的过程中，我们既能注意到不快乐也留意到快乐。我们在令人迷惘和崩溃的失落之后，也能重新找到方向，找回真实感。同时，正念创造了一个空间，让我们开放地面对各种各样的想法，更好地发挥个人潜能，在与哀伤的共存中过好自己的生活。

正念练习有正念呼吸、身体扫描、正念冥想、正念进食、正念行走等形式，可以根据自己的喜好和情况进行选择。方法很简单，也都是通用的。例如正念进食：在用餐时，先欣赏一下食物的颜色、形状、香味，再慢慢放入口中，闭上眼睛细细品尝它的味道。放慢咀嚼的速度，专注于食物在口中的感觉。再比如正念行走：选择一个安静、平坦的行走地点，感受脚底踩压地面的感觉，感受鞋子摩擦地面的感觉，放慢速度，体验走路的每一瞬间……

接下来，我们将以正念冥想为例，帮助你更好地了解正念并将其应用到日常生活中。你可以在合适的时间地点进行练习：

选取舒适的坐姿，闭上眼睛：花一点时间感谢自己抽出这个时间活在当下，进入自己的内心世界。

正念自我检查：感受身体中的任何感觉，感受你的心情、情绪，接受所感受到的一切，并让它们自然存在。

现在，非常轻柔地，从正念自我检查中收回意识，将注意力转移到呼吸上。觉察腹部在吸气时膨胀，在呼气时收缩。有意识地吸气和呼气。

现在，轻轻地从呼吸中收回意识，将注意力转移到身体扫描上。感受这个身体，进入感觉、念头和情绪的世界，接受所经历的一切。

用整个身体呼吸：我们可能会不时注意到紧张、僵硬、疼痛的地方，如果我们可以让这些部位放松，尽量这样做。

以正念探询的态度对待任何出现的焦虑情绪：如果在进行

身体扫描和正念呼吸之后，我们仍感受到一些焦虑情绪，那么现在将注意力集中到这些情绪本身，接受所感受到的，深入感受焦虑。

用慈悲和温柔的心态慢慢体会你的感受：有意识地感受焦虑、恐惧，无须试图分析或解决问题，只是体验焦虑、恐惧、担忧的感觉，并让它们自然存在。就这样怀着慈悲聆听。不需要逼迫自己超出承受范围，只是在边缘处努力，感受并承认它。

现在，轻轻地从正念探询中收回注意力，再次回到呼吸。吸气和呼气，感受腹部在吸气时的膨胀和呼气时的收缩。有意识地吸气和呼气，只是专注于每一次气息的进和出。

冥想 15 分钟后，保持坐姿，片刻后，微微伸展躯体，再慢慢睁开眼睛。

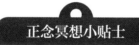

正念冥想小贴士

环境要求

☑ 选择房间的一个特殊角落，一个安静宁和的地方，作为你的私人净地。

姿势要求

☑ 虽然传统姿势是盘腿而坐，双手自然垂膝，但关键是找到一种让自己坐得舒服的姿势。

时间要求

☑ 刚开始时，可以尝试以 5 分钟为一个单元来练习，在感知到冥想带来的安定感和喜乐感之后，再循序渐进地增加时间。

> ☑ 可以每天早起 15 分钟，给自己创造一个固定的"沉思时刻"。

当我们为亲友的逝去感到情绪波动、难以平复时，请给自己这样一个空间，允许自己关注当下，觉察自我，照顾好自己。

运动

运动是缓解哀伤带来的负面影响，同时照顾身心健康的绝佳方式。运动可能不会停止哀伤，但它是帮助我们管理哀伤带来的影响的有用工具。运动可以帮助我们：

缓解情绪：运动帮助释放大脑中的内啡肽，这种化学物质可以缓解焦虑和抑郁情绪，提升心情，使人感到舒适和愉快。

改善睡眠：亲友离世后，我们往往会出现睡眠问题，而睡眠问题与肥胖、糖尿病和心脏病等健康问题有关。运动可以帮助我们提高睡眠质量，从而减轻亲友离世对我们的身体健康带来的负面影响。

转移注意力：当专注于运动时，注意力会转移到身体的动作和感觉上，这有助于我们从痛苦和焦虑中解放出来，进入一种全身心投入的状态，并让身心得到放松和恢复。

增加社交互动：运动可以成为与他人进行社交互动的良好机会。亲友离世后，我们会感到孤立和退缩，而运动为我们提供了与他人交流的机会，帮助我们重新融入社会。

恢复控制感：亲友离世使我们感到失去控制，而通过运动，我们能感受到自己对身体的控制，重新获得一些控制感；如果能坚持运动，我们还能逐渐感受到自己对生活的控制感。

提高身体素质：运动可以帮助我们减轻头痛、疲劳、食欲不振等生理症状，并有助于缓解一些神经性疼痛，减少疲劳感。另外，运动还可以促进血液循环，增强我们的免疫力。

很多人默认运动便是跑步、游泳、打球等，对装备、场地和时间都有较高要求，所以还没开始就打退堂鼓了，觉得自己难以坚持。事实上，运动包括了正式运动和非正式运动。

正式运动通常指的是有组织和结构的体育运动或运动项目。这些活动往往需要特定的场地、设备和规则，并且通常由专门的教练或指导员进行指导和监督。足球、篮球、羽毛球、乒乓球、网球、游泳、田径等都属于正式运动。这些运动通常有明确的目标和规则，参与者可以通过练习和比赛来提高技能和竞技水平，并增强体能。

非正式运动则更加灵活和自由，没有严格的规则和限制。这种运动可以根据个人的喜好和兴趣进行，不需要特定的场地和设备。非正式运动包括日常生活中的很多活动，例如散步、骑自行车、打太极拳、跳舞、跳绳、户外活动和游戏等。这些活动可以作为休闲娱乐的方式，同时也有助于保持身体健康和活跃。

如果你也是一个抱有一腔运动热情却总有种种理由拒绝行动的人，那么可以尝试从非正式的运动开始做起，从散步到爬楼梯，再到跳绳、骑自行车。这些活动不需要很长时间，也不需要特殊的装备，只要想起来，随时可以进行。在运动过程中，运动时间和运动强度需要根据自己的实际情况调整，关键是要持之以恒。

坚持运动小贴士

从小目标做起

☑ 如果你没有运动习惯，可以从小目标开始，比如每天步行 10 分钟或做一些轻微的伸展运动。随着你对运动越来越适应，就可以逐渐增加运动的强度和持续时间。

找一项自己喜欢的活动

☑ 如果你不喜欢正在做的运动，就不太可能坚持下去。尝试不同的活动，直到找到一个真正喜欢的活动。有些人喜欢跑步、游泳、骑自行车、瑜伽、跳舞或徒步。你也可以尝试团体锻炼课程或约朋友一起锻炼。

让运动成为习惯

☑ 运动得越多，运动就变得越容易。试着让运动成为你日常生活的一部分，比如下班后散步或早上起床后的第一件事就是去运动。

设定现实的目标

☑ 不要试图在短时间内做太多事情。从小目标开始，当你变得更健康时，逐渐增加运动的强度和持续时间。

奖励自己

☑ 当达到一个目标时，用喜欢的东西奖励自己。这将帮助你保持动力并走上运动正轨。

不要放弃

☑ 总有那么几天你不想运动，但重要的是在这几天一定要坚持。你可以选择更容易进行的运动，但不要放弃。你运动得越多，感觉就越好。

在处理亲友离世带来的哀伤与情绪痛苦时，我们会使用各种方法，不断尝试接纳和调整情绪。学会调节情绪的强度是适应亲友离世后生活的一个重要部分，总的原则是直面情绪，不逃避，不压抑。当然，在逐步平复哀伤的过程中，有时情绪痛苦可能会强烈到超出我们的承受范围。此时，我们可以与情绪保持距离，一段时间后再重新面对和投入。我们需要有节奏地做这些事，才不会被负面感觉一下子淹没。在这个过程中，我们会慢慢学会如何把握平衡，既让自己体验痛苦、失落、孤独、恐惧、愤怒、内疚和悲伤，看见自己身上发生了什么，同时也理解自己的灵魂深处正如何处理哀伤的痛楚。我们会逐渐理解悲伤所伴随丧失的意义，愤怒背后指向的目标，自责对应的现实，识别和管理我们的焦虑等。在慢慢懂得和练习如何与哀伤相处后，我们会开始思考如何重新建立与逝者的联结。

第三章　　　重新建立
与逝者的联结

虽然我们最终都会接受亲友离世的现实，但我们仍会担心死亡将我们与挚爱隔离，担心爱会随着死亡消逝。我们常常会保留遗物、照片，有时会反反复复地回忆亲友生前的场景，想象他们仍然在我们身边。但是，总有人告诉我们：这样是不健康的，你必须"放手"和"朝前看"。

美国韦伯斯特大学荣休教授、心理学家丹尼斯·克拉斯（Dennis Klass）等学者在著作《持续性联结：重新理解哀伤》（*Continuing Bonds: New Understandings of Grief*）中首次提出了"持续性联结"这个概念，它指的是生者与逝者之间持续的、内在的联结。平复哀伤的有效方式并不是将逝者的所有痕迹都从生活中抹除，切断与逝者的联系，而是重新建立与逝者之间的联结。对生者来说，与逝者保持持续性联结可以助其获得心理慰藉、哀伤疗愈，并从失去的哀痛中向新常态的未来过渡。

清明时节，我们会上山扫墓、祭拜祖先，用这样的方式来保持我们与逝者、与祖先之间的联结；我们常常会回忆与逝者生前相处的点点滴滴；每到逝者的生日、忌日，我们会进行祭拜以示缅怀、悼念；我们保留逝者的遗物、梦见逝者、向逝者倾诉……

这些行为都是持续性联结的常见表现形式。

由于社会文化背景及个人情况不同，持续性联结的表现形式很多，但大概可分为两类——外在化联结和内在化联结。

外在化联结通常以物质表现形式为主，如失去儿子的母亲将儿子生前住过的房间原封不动地保存。保留逝者生前喜爱、经常使用的东西，或者去到逝者生前工作、生活的地方，我们通过经历、保存逝者生前痕迹的方式建立起一种外部联结，从而感觉到逝者好像仍然活着一样。

内在化联结指的是丧亲者会在精神上唤起逝者的形象，并将其作为一种精神慰藉或者心灵避风港。例如，逝者生前可能对我们有较大的影响力或者给过我们支持，所以当我们再遇到问题时会向精神上想象中的逝者倾诉甚至寻求帮助。有人会在尊敬的人去世后效仿他们生前的行为，将其作为道德上的理想对象，这种行为也可以称作"内化价值观"。

问 持续性联结能疗愈哀伤吗？它是有益的吗？

答 持续性联结能否疗愈哀伤，取决于它的表现形式。当我们试图完全以外在化方式建立与逝者的持续性联结时，会造成一种对亲人离世的变相提醒，可能会加深我们的哀痛；而将逝者放在心中，以新的方式建立与逝者的内在化联结，可以给予我们安慰和支持，从而帮助我们促进自我发展。也就是说，过于依靠外在化联结并不利于平复哀伤，而真正有益的持续性联结是将逝者放在心中，成为我们精神支持的一部分，即建立内在化的持续性联结。

如何建立有益的持续性联结呢？下面将介绍一些帮助我们建立有益的持续性联结的方法。

第一节　介绍逝者

　　亲友的离世并不是我们与他们关系的终点，不意味着我们与他们的故事已经结束或不再有意义。如果故事可以超越个人的寿命而存在，那么我们将成为逝者故事的讲述者和拥有者。当我们讲述逝者的故事时，就是在向人们介绍他们。介绍逝者的过程，是与他们产生新联结的过程。通过介绍，或许我们能注意到逝者究竟持续存在于自己生活的哪些部分，知道哪些部分当前对自己很重要，哪些部分将来对自己很重要，最终将他们留下的故事融入自己的生命中。

　　现在，你能否向我们介绍逝去的亲友？相信在讲述他的故事时，你会慢慢清晰地意识到他在你生活中的位置，更好地了解如何继续当前及将来的生活。

　　你与逝者之间是什么关系？

_____

_____

　　你觉得他在你的生活中承担着什么样的角色？

_____

_____

　　你与逝者相处时有什么感受？有什么记忆深刻的故事可以分享吗？

_____

_____

你觉得哪些时间、地方或情境让你回想起他，这对你来说是
非常重要的？

对你来说，他是一个什么样的人？

他有什么优点和缺点？

他有什么兴趣爱好？

你觉得他会欣赏你的哪些特点？

你会怎样保留他的故事和有关他的记忆？

你也可以慢慢地将他的故事和你的感受告诉身边其他人——可能是关系较为亲密的人，也可能是普通的熟人。在不断讲述的过程中，你会充分感受到分享对逝者的思念所带来的开放、舒缓以及被理解。

第二节　延续逝者对生活的波动影响

美国心理学家、存在主义心理治疗师欧文·亚隆（Irvin Yalom）在《直视骄阳：征服死亡恐惧》一书中提到过一个克服死亡焦虑的方法：波动影响。也就是说，我们如果意识到自己的存在对身边人的意义，在我们离开世界后这些影响还会持续存在，死亡就变得不那么可怕了。

保持联系，就是一种梳理和回顾逝去亲友的"波动影响"的方式。除了怀念与逝者过往的相处，还有许多方式可以在日常生活中和他们建立联系。逝者让我们尊敬和喜爱的特质，逝者坚持的价值，逝者爱我们的方式是如何塑造我们对自己的认知，逝者是怎样克服人生中的困难……思考这些内容，我们对逝者其人以及与逝者之间的关系会有更深刻的理解。

（一）在作出艰难的决定时，想象逝者的建议

当需要作艰难的决定时，尝试与逝者对话，想象一下他会说些

什么，以及他可能给出的建议，这会有助于我们作出更好的选择。

你觉得他会说些什么？

_____

_____

_____

你觉得他会给出什么建议？

_____

_____

_____

对他可能会给出的建议，你有什么想说的？

_____

_____

_____

（二）在另一个维度与逝者相遇

完成逝者没有做完的事情，去逝者一直很想去的地方，学习逝者的爱好和技能，去实现逝者的愿望，感受逝者的感受，在现实中的另一个维度接近他，与他相遇。

他想去哪些地方，但一直没有成行？

_____

_____

_____

你想去那些地方看看吗？具体计划是什么？

_____

他擅长做哪些事情？有哪些爱好和技能？

你想学习这些爱好和技能吗？具体计划是什么？

他还有哪些未完成的心愿？

可能由你替他去完成吗？具体计划是什么？

他对你有哪些嘱托？

你能够完成这些嘱托吗？具体计划是什么？

_____

_____

（三）参考逝者引以为傲的方式生活

思考自己做哪些事情会令逝者为之骄傲和高兴，然后参考他对我们的期望去生活，活成自己的期待。

你做哪些事情会让他感到骄傲和高兴？

_____

_____

这些事情符合你对自己的期待吗？如果他对你的期望与你对自己的期待高度重合，你会如何完成这些事情？

_____

_____

如果他对你的期望与你对自己的期待有所不同，你会如何参考他的期望，并活成自己的期待？

_____

_____

（四）思考逝者对我们的正面影响

正是逝者对我们的正面影响，让我们成为今天的自己，这些正面影响让逝者以另一种方式存在。

他对我有哪些正面影响？

_____

_____

_____

在这些正面影响下，我做了哪些事？我发生了什么变化？

_____

_____

_____

（五）想象逝者的话语在鼓励我们继续前进

让逝者成为我们的榜样和动力，帮助我们继续前行。

他常常对我说的鼓励的话语是什么？

_____

_____

_____

他对我说这些话的时候，语调、语气、表情、肢体动作是怎样的？

_____

_____

_____

当我想象自己听到这些话，想到他说这些话时的表情时，我的感受是什么？

_____

_____

除了他过去常说的鼓励的话语，我还希望他对我说些什么来帮助我继续前行？

_____

_____

_____

（六）建立专属联结

除了上面提到的这些方面，我们还可以用自己的方式感受离世亲友的存在，建立专属于自己和对方的独特联结。比如，逝者的遗物（有纪念性质的物品等）、逝者就在身边的感觉、与逝者对话、回忆与逝者的故事、继承逝者的信仰、记录逝者带给我们的影响、沿用逝者的习惯、完成逝者未完成的梦想，等等。

在他离世后的这段日子里，还有哪些事物产生的联结对我有帮助？

_____

_____

_____

第三节　"好好告别"与"保持联系"

问　"告别"和"联系"可以共存吗？

答　当然可以。正是我们与逝者之间的持续性联结很好地将"好好告别"与"保持联系"结合在了一起。这种持续性联结让我们能够在告别的同时保持与逝者的联系。它提醒我们，虽然逝者已经离开了物质世界，但他们的精神和影响仍然在我们心中。通过这种联系，我们可以感受到逝者的陪伴和支持，让他们在我们的记忆中永存，并通过我们的行动和思绪继续影响着我们的生活。

然而，并非所有形式的"保持联系"都是对我们有益的、健康的，我们需要分辨健康与不健康的"保持联系"（表2-4）。

表2-4 健康与不健康的"保持联系"

情境	健康的"保持联系"	不健康的"保持联系"
作重大决定时	主动考虑如果逝者活着，他可能会如何做，并以此作为参考	感到逝者对自己有一种难言的控制力，而自己被迫遵照"假设"的逝者意愿行事
处理遗物时	有选择地合理保留遗物，以此联结往昔岁月，并赋予其意义和价值	回避遗物，或像逝者生前那样一成不变地摆放遗物
回忆逝者时	会有不同程度的悲伤，也会有温暖、愉悦或幽默的感觉	会被哀伤压倒，内心充满绝望，感受不到丝毫温暖和愉悦
遇到困难时	以逝者为楷模或通过逝者生前的鼓励来激发和坚定自己的信心	引发对失去逝者的痛苦回忆及沮丧
感受到逝者就在身边时	感受到鼓励和温暖	沉湎于不真实的幻想或幻觉
面对没有逝者的生活时	清楚地意识到逝者已逝，从这段失落经历和逝者那里汲取对日后生活依然有意义的信息，并积极地面对生活中的挑战；有意识地自我调整并适应逝者已逝的生活	感到逝者依然支配着自己，或去寻找逝者，不断出现幻听、幻觉和幻想；从这段失落经历和逝者那里汲取负面信息，无法接受事实、调整自己和适应生活

不健康的"保持联系"会让我们深陷悲伤和回忆之中，以至于没有足够能量去面对真实的生活。那如何判断自己的行为是不是健康的呢？美国临终关怀基金会高级顾问、丧亲咨询师肯尼斯·杰·多卡博士（Kenneth J. Doka）给出了以下判断标准。请回答下面两个问题：

（1）你是否无法在理性上承认亲友离开的事实？

（2）你是否因为坚信他们还在，所以保留着一些会阻碍你当下成长和生活的行为模式？

如果你对两个问题的答案都是"是"，说明你可能正在用不健康的方式来与逝者保持联系。如果你对两个问题的答案都是"否"，说明你目前与逝者保持联系的方式，能让你在面对失落与痛苦时得到一些安慰。

"保持联系"小贴士

与逝者交谈

☑ 想他的时候，就同他讲讲话吧。

☑ 可以按照"四道"的方式与他交谈：道歉，说出你的遗憾，然后想象他会对你怎么说，放下自责，善待自己；道谢，表达生命相伴、亲情之爱、抚育/帮助/支持之恩；道爱，表达内心对他深深的爱；道别，接受物理层面的离别，但在心灵上还会无数次相见。

写信给你想念的他

☑ 写信是更深入的交流，你可以说一些平时说不出口的事。

保留逝者的照片

☑ 提醒自己：他曾经这么热烈地活过，而你，被一个这样好的人爱过。

让逝者加入对你有特殊意义的活动和仪式

☑ 比如在结婚那天，给他留一张椅子。他一定会很开心的。

去逝者一直很想去的地方

☑ 在旅行中，接近你爱的人。

○ 来源：赵可式教授慕课"临终病人家属的需要与照护"；对逝去的爱人，我们是可以选择"不告别"的（"简单心理"公众号 2020 年 12 月）

最后，我们想提醒你，哀伤是非常复杂的，每个人对哀伤的感知和处理方式都不一样。无论是"好好告别"还是"保持联系"，你都是在用自己的方式与哀伤对话。

第四章

重新投入生活

亲友离世后，我们的世界遭受巨大变故，我们原本的生活秩序被打乱，我们需要采取一些行动来重新建立生活的秩序。接下来，我们会分享一些方法，可以帮助你在亲友离世后重新投入属于自己的生活。

第一节　照顾好自己

失去至亲挚友后，强烈的哀伤会使最基本的生活秩序都成为一种挑战，让维持日常卫生、饮食或睡眠等都变成难事。简单来说，自我照顾就是做一些让自己感到舒服和愉悦的活动，或许是参与朋友间的聚会，或许是与自己喜欢的人做一些小事，或许是计划一场独属于自己的旅行等。

照顾好身体

保持良好作息习惯：按时睡觉，早睡早起。睡前泡脚，喝一杯热牛奶，避免睡前剧烈活动。

保持健康饮食习惯：合理安排一日三餐，记得吃早餐。

重视补充水分：无论是在忙碌的工作中，还是闲暇时光，请记得定时为自己的身体补充水分。

培养运动的好习惯：每天适当运动，增强抵抗力。

避免久坐：长时间维持一个坐姿时，设置一个闹钟提醒自己起来活动一下。

定期体检：每年至少进行一次完整的身体检查。

保持个人卫生：保持良好的个人卫生习惯，如洗澡、刷牙和洗手。

照顾好心灵

拥抱自然，释放压力：享受乡村田园生活；与动物相处；呼吸新鲜空气。

做自己感兴趣的事情，享受快乐：吃一顿美味大餐；来一次说走就走的旅行。

找到健康的方式表达情绪：比如写日记或与信任的人交谈。

每日进行正念冥想：专注于当下，减少焦虑。

充实自己，提升素养：阅读小说、诗歌、戏剧或宗教作品；进行艺术赏析与创作。

给予自己积极暗示，时常微笑：每天起床对着镜子鼓励自己；多给予自己和他人笑容。

保持感恩：每天花时间思考你感激的人、事、物。

思考未来的美好事物：尝试为未来构建蓝图，为生活增添一些期待。

承认并接受自己的感受：不要试图压抑或否认你的感受，试着去理解和接受它们，不管积极还是消极。

寻找专业帮助：如果你正在与严重的心理健康问题作斗争，那么寻找专业帮助非常重要，治疗师可以帮助你了解你的问题，和你一起制订应对策略。

参与社交活动

结识新朋友：结识与自己有共同经历的好友，互相支持与鼓励，如参加互助小组等。

拜访老朋友：结交新朋友的同时也不要忘记那些关心自己的旧友，与他们喝茶、聊天等。

与自己喜欢的人相处：和自己喜欢的人、给自己带来正能量的人待在一起，参加聚餐或聚会。

与他人交谈：清楚地表达自己，坦率开放地沟通，与他人进行一场生动的谈话。

保持开放心态：保持开放的心态，尊重他人的观点，并尝试从中汲取有益的信息和经验。

帮助他人

参与志愿活动：例如在当地的动物收容所、图书馆、医院或养老院做志愿者等。

参与公益活动：例如植树活动、环保活动、社区清洁等。

做义工：在当地的非营利组织做义工，如帮助无家可归的人，陪伴孤寡老人，为残障人士提供服务等。

传授技能：如果你擅长某项技能或爱好，如烹饪、音乐或艺术等，你可以考虑教授他人。

支持慈善事业：捐款、捐物或参与慈善活动，例如为贫困地区的孩子捐赠学习用品，为有需要的人提供食物和衣物等。

支持邻居和朋友：主动关心和帮助你的邻居和朋友，例如帮助老人搬重物，陪伴孤独的朋友，为邻居提供一些家常菜等。

总而言之，自我照顾是一个愉悦自己、满足自己需要的过程，当然有时这种自我满足也会通过让他人愉悦来实现。我们随时可以进行自我照顾，用自己喜欢的方式享受生活。

第二节　重新定义自我

对很多人来说，重要亲友的离世意味着过去某些社会角色、自我身份的失去和变化。比如，我的丈夫离世了，我不再是妻子，我现在是一个独抚妈妈。我的妻子离世了，我不再是丈夫。我的孩子走了，我还是妈妈吗？我是一个好妈妈吗？我还是爸爸吗？我是一个合格的爸爸吗？父母离世前我一直在照顾他们，现在他们走了，我作为照顾者的身份不复存在了，空出来的那部分

我的自我照顾清单

该用什么角色来填满呢？我的好朋友去世了，我作为兄弟/闺蜜/知己的身份也不复存在了吗？有些人可能还需要努力担当原本并不习惯的角色，比如从全职妈妈变为职场女性，从被照顾者变为照顾者，或者突然变成家庭经济主要来源。

我们可能需要重新定义自身以及自身所处的环境，找回让生活维持下去的节奏和角色，或者迎接新节奏和新角色的挑战。这个重新定义的过程是非常具有挑战性的。在面对外部现实的角色和技能适应时，解决问题可能是最合适的应对方式。但是在面对内在自我和对世界的重新理解时，"这事件发生之后，现在的我是谁""我是一个怎样的人""我接下来的生活会是怎样的"，这些问题都会造成我们的迷茫和困扰。以下的问题或许可以帮助你思考自己的身份，重新定义自我。

1. 外在身份变化

他离开之后，我在家庭中的角色有什么变化？我如何看待这些变化？

_____

_____

他离开之后，我需要照顾的人群有变化吗？我对"照顾者"这一角色的理解是否受到了影响？

_____

_____

他离开之后，我的职业身份有哪些变化？我如何在工作中塑造我的新角色？

_____

_____

我的社交圈子是否因失去他而有所改变？我现在如何定位自己在这个圈子中的角色？

_____

_____

如果我需要接纳或适应新的社会角色（比如成为家庭的经济支柱），我将如何准备？

_____

_____

2. 内在身份变化

在经历了丧亲之痛后，我觉得自己的内在品质（如韧性、同情心、独立性等）有何改变？

_____

_____

有哪些曾经与他共享的品质，我现在希望在自己身上保持或继续培养？

_____

_____

_____

我的内心最深处有哪些恐惧和期待是我之前没有意识到的？这次经历如何帮助我面对和理解它们？

_____

_____

_____

他的离去是否改变了我对生命和死亡的看法？这些改变又是如何影响我的内在价值观和生活方式的？

_____

_____

_____

我的人生目标和梦想是否因为他的逝去而有所改变？如果有，改变是什么？我将如何实现人生目标？

_____

_____

_____

如果暂时不知道该如何进行下一步的生活，在完成基本的生活任务之外，可以尝试给自己多一点时间思考和摸索，或者暂时放下思考和纠结，不在此时作出任何重大决定。

第三节　在丧失与恢复的摆荡中逐步适应

亲友离世后需要面对的挑战之一是恢复正常的生活秩序。亲友的离世可能会打乱我们原本的作息和日常安排，让我们感到茫然无措。在丧亲适应过程中，逐步调整日常作息，建立规律和有序的生活，可以帮助我们慢慢恢复正常的生活秩序。然而，丧亲带来的挑战不仅是对生活秩序的打乱，还有对丧失和哀伤的应对。我们需要学会在丧失与恢复两种状态之间灵活摆荡，逐渐适应亲友离世后的生活。这是一个漫长的过程，需要给予自己足够的时间和耐心。

恢复生活秩序

亲友离世后，原本的生活作息可能被打乱。在哀伤中，我们可能会经历记忆力和注意力下降的情况，不如从前那样敏捷，导致在一段时间内都处于浑浑噩噩的状态。这种感受是非常正常的，不必过于着急。我们应该尊重自己的步伐，寻找重新获得平静的方法。

我们可以从恢复一些基本的日常秩序开始，包括按时睡觉、按时吃饭、坚持运动等。建立规律的作息，实际上是营造了一种稳定和安全的秩序，帮助恢复对生活的掌控感，有助于我们逐渐调整和恢复。

（一）睡眠方面

○设置有规律的睡眠时间：保持良好作息，提高睡眠质量。

○避免睡前过度兴奋：睡前不进行剧烈活动，不过度用脑等。

○避免黑暗中躺着玩手机：睡不着时可进行放松训练，如肌肉放松、冥想、深呼吸等。

○失眠时调整心态，尝试以下认知：很多人都有失眠问题；今天睡不好，明天可能会睡好；睡不好是会疲劳，但我明天的工作依然可以好好完成，因为我有休息和放松；失眠是可以治疗的。

若很长一段时间内每天只能睡 2~3 小时，就要去看医生，必要时服用适当剂量的安眠药。

（二）饮食方面

○规律进餐：合理安排一日三餐，定时定量，不漏餐。每天吃早餐，不暴饮暴食，不偏食挑食，不过度节食。

○足量饮水，少量多次：在温和气候条件下，低身体活动水平的成年男性每天喝水 1700 毫升，成年女性每天喝水 1500 毫升。

○食物多样，合理搭配：每天的膳食应包括谷薯类、蔬菜水果、畜禽鱼蛋奶和豆类食物。每周最好吃两次鱼，每天吃一个鸡蛋，少吃深加工肉制品。

○少盐少油，控糖限酒：每天摄入食盐不超过 5 克，饮用酒精不超过 15 克。

（三）运动方面

选择你喜欢的运动，贵在坚持。有些运动一开始不喜欢，但也值得尝试一下，也许试了之后你会喜欢上它。

○不要忽略你的脚：购买一双好运动鞋，这是一项你不会后悔的投资。

○选择好时间：在每天最方便的时候运动，请勿在饱腹、空腹或睡觉前进行锻炼。如果可能，请在白天进行锻炼，以使自己也受益于阳光。

○预测可能中止运动的因素并制订简单的应对策略：使运动中止的因素包括天气恶劣、工作投入、疲劳等。

○找个伙伴：有同伴一起运动有助于保持运动的动力。

在这个过程中，要给自己足够的时间和空间来哀伤和恢复。每个人的哀伤过程都是独特的，没有固定的时间表。最重要的是，尊重自己的情感和需要，不要给自己过多的压力，相信时间和自我关怀会帮助我们逐渐恢复正常的生活节奏。

在丧失与恢复两种状态之间摆荡

亲友离世的适应过程并不会遵循一定的时间顺序，相反，丧失与恢复两种状态可能会在同一时间出现，或者反复交替地出现。有些人在失去亲友之后可能会有这样的体验："白天我可以正常地上班工作，有时候我还能特别努力地工作，似乎逝去的亲友给了我力量；但是当夜幕降临，我就会控制不住自己的情绪，那些曾经的画面、美好的点点滴滴都会像电影一样在脑海中上演，挥之不去。"

荷兰心理学家玛格丽特·施特勒贝（Margaret Stroebe）和罕克·斯肖特（Henk Schut）在1999年提出的丧亲适应双过程模型（Dual Process Model, DPM）准确地描述了这一状态，拓展了人们对丧亲后适应过程的理解（图2-4）。这一模型指出人们丧亲后会面临丧失导向和恢复导向的压力源，并将丧亲后的应对分为了丧失导向的应对和恢复导向的应对，同时指出丧亲者的哀伤过程会在这两个导向之间来回摆荡。

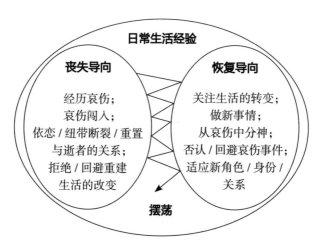

图2-4　丧亲适应双过程模型

回忆一下，你最近一次想到与逝者的过往，感到悲伤难过是什么时候？或许是一周前，或许就是此刻。这个时候你便是在经历哀伤，处于丧失导向中。丧失导向与丧失事件本身直接相关，这种应对方式就像是在心中为逝去的亲友保留一个特别的位置，不断地回忆和悼念，深入体验悲伤，处理与他相关的情感和记忆。

以下情境或许能让你更加直观地理解丧失导向：

在逝者的忌日前去扫墓，对他表达你的思念，感受深深的心痛。

在工作中突然想起逝去的他，需要暂时离开工作环境以平复情绪。

处理遗物时难以决定放弃他的衣服，或对某种物品依依不舍。

不愿改变他生前居住的房间布置，以保持他还在的错觉。

再回忆一下，亲友离世后，你是否有试着去承担起原本属于他的责任，尝试去照顾更多的家人或朋友？这个时候你便是在适应新的角色，处于恢复导向中。我们并非生活在真空中，我们还是摆脱不了现实，而现实生活会把人从丧失导向的世界里"拉"出来，进入恢复导向的世界，去面对和适应一个没有了他的世界。恢复导向的应对涉及处理由丧亲引起的生活变化，如财务管理、家庭角色的调整，以及参与新的活动或建立新的人际关系等。

以下情景或许能让你更加直观地理解恢复导向：

更改日常生活安排，比如重新分配家务，重新安排家庭预算和开支。

培养一个新的爱好，如摄影或绘画，以寻求慰藉并填充曾经与他共享的时间。

专注于工作或职业发展，将精力转移到事业上，减少对丧亲事件的专注。

在某些情况，如与朋友游玩时，有意避免讨论丧亲相关的话题，以免触发哀伤的情绪。

丧偶的人开始学习如何独立完成双方共同负责的家庭事务，如自己解决房屋维修问题。

需要强调的是，这个模型的核心在于丧亲者能够在以上两种导向中灵活摆荡。我们在白天可以正常努力地学习与工作，到了晚上可能会开始想念逝者，但这并不影响我们继续生活。通过摆荡，我们不是一直停留在哀伤中，也不是完全避免哀伤，而是在两种状态之间找到一个动态的平衡点。我们需要花时间去体验哀伤、追忆逝者，但不能长久地沉浸于此；我们也需要花时间去开始新的生活，关注现在与未来，但也不能完全隔离与逝者有关的过去。如此，在丧失与恢复中不停摆荡，哀伤最终会以平和的方式与我们共处，我们的人生也会继续向前。

正如美国心理学家威廉·沃登所说，"哀伤平复就是这样一个过程：有时候状况好些，有时候状况差些。请允许自己有时候非常痛苦，有时候又可以把这样的痛苦搁置一边"。

第四节　让家庭逐步恢复平衡

离世亲人在家庭中曾扮演着不同角色，比如维持经济收入、维系家庭关系、处理家中事务、照顾其他家人、作为家庭情感和关注的中心点等。亲人离世后，家庭角色出现空缺，家庭变得不安稳，因此，适应新的家庭分工、让家庭回归平衡状态是非常有必要的。

丧亲后，家庭中可能存在一个或多个主要照顾者的缺失，这就需要其他成员或亲戚朋友共同分担家庭责任，分配家庭事务、安排照顾孩子、财务管理等任务可能是不可避免的。

适应新的家庭分工需要家庭成员之间的开放沟通和合作。通过共同讨论和协商，家庭成员可以明确各自的责任和角色，制订并实施一个合理的家庭分工计划，包括安排日常家务的责任分配，明确孩子的照顾和教育任务，以及共同管理家庭的财务和其他事务。

家庭分工也需要考虑到每个成员的能力、时间和精力限制。每个人都可能有自己的工作、学习或其他责任，因此在分工时应尽量平衡和公平。家庭成员之间的相互支持和理解也是非常重要的，应考虑相互协助和互补，以减轻单一成员的负担。

此外，我们还可以寻求外部资源和支持，如邻居、朋友、社区组织或专业服务，来帮助家庭成员适应和应对分工。这些资源可以提供额外的援助，减轻家庭成员的压力和负担。

适应新的家庭分工需要不停地调整。在初期，我们可能会出现无助、不安全、孤独等情绪感受，此时不用着急，要相信我们是有能力处理好的。随着时间的推移，家庭成员可以逐渐适应新的角色和责任，并建立起一种新的平衡和协作模式。整个过程中，亲密的沟通、相互支持和灵活性都是关键，以使每个家庭成员都能够适应变化，回归新的家庭生活，让家庭作为一个整体继续向前发展。

张阿姨在丈夫不幸去世后，成了家中的主要支柱。她有两个孩子，一个在上小学，另一个还在上幼儿园。面对突如其来的家庭变故，张阿姨感到前所未有的压力，家务事的分配成了她必须面对的问题。张阿姨决定让大儿子在放学后帮忙做一些简单的家务，比如整理玩具和书籍。同时，她请来了住在附近的姐姐帮忙照顾小女儿，以便自己能有时间处理一些紧急的工作事务。在财务管理方面，张阿姨开始学习如何管理家庭的收支，尽量减少不必要的支出。此外，张阿姨还和孩子们一起参加了社区组织的亲子活动，让孩子们有机会与其他孩子交流，也让自己感受到来自社区的支持和温暖。通过这些努力，张阿姨和孩子们逐渐适应了新的家庭生活，虽然失去了亲人，但他们学会了相互扶持，共同面对生活中的挑战。

🔍 来源：根据真实案例改编

　　个人可以在丧失与恢复的摆荡中逐步适应丧亲后的生活，那么家庭是否也能在这种灵活的摆荡中，逐步建立新的平衡呢？2015 年，玛格丽特·施特勒贝和罕克·斯肖特扩展了自己在1999 年提出的针对个人的丧亲适应双过程模型，加入了家庭层面的应对（图 2-5）。家庭层面的应对指的是家庭成员们一起应对个体和家庭层面的压力源。良好的家庭共同应对可以促进个体和家庭层面的适应。

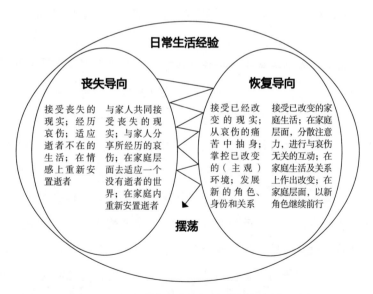

图 2-5　个人与家庭的丧亲适应双过程模型

与家人共同应对丧失

（一）与家人共同接受丧失的现实

如果家庭成员对于丧失事实的接受程度不一致，又无法相互理解，那么很可能因此产生对抗或矛盾。这可能会影响家庭中的每个人。试着告诉家人："他已经离我们而去，无法再回到我们身边，但我们都会陪着你。"同时要记得，每个人适应丧失事实的节奏不尽相同，如果有些家人的伤痛需要更多时间来愈合，我们应给予他们更多的理解与耐心，共同走过这段漫长的恢复之路。

（二）与家人分享所经历的哀伤

分享哀伤是治愈哀伤的开始，而家庭是最自然、最普遍的可以允许哀伤分享的场所。不少人因为担心给家人造成压力和负担，选择隐藏自己的痛苦。但其实，这会同时使自己和家人都失去表达的机会。所以请考虑找个适当的时刻，与你的家人分享你内心的感受。这样的交流可能正是你们所需要的，有时候他们也许正渴望能有人主动开始这样的对话。

（三）在家庭层面去适应丧亲

家人之间对丧亲的适应是相互影响的，并可以通过调整相处方式去帮助彼此适应。例如父母能够以温暖、开放的方式支持子女，帮助子女更好地适应丧亲，而当子女以开放的态度表达感受和需求时，父母可能也会从中学习到新的沟通方式和情感处理技巧，从而促进家庭成员更好地适应丧亲。所以，告诉家人，丧亲适应是一个复杂但共同的旅程，它需要时间，需要我们一起努力、成长，并在这条道路上相互扶持。

（四）在家庭内重新定位逝者

有时候，家庭中会有人想要通过摆放骨灰盒、保存遗物等方式纪念逝者，而其他家人则排斥这种做法。或者，有人会将逝者作为某种精神的榜样，却发现家人的看法与自己并不相同。这些情况说明，家庭成员在与逝者的联结方式上是有所差异的，这可能会影响家庭的适应过程，也影响到个人的哀伤。家庭成员之间应该尝试去探讨。我们不必强求观点完全相同，但重要的是努力去理解各自的立场。只要不影响到正常的生活，我们应该尊重并支持家人以他们认为合适的方式来缅怀逝去的亲人。

与家人共同恢复生活

（一）接受已改变的家庭生活

失去亲人往往带来深远的影响，不仅触动情感的深处，还可能引起家庭财务状况的变动、内部纷争、遗产分配问题，甚至涉及复杂的法律事务。这些都是在适应新现实中可能遇到的额外挑战，它们可能使适应过程变得更为艰难。记得告诉自己和家人，家庭的动态在这样的事件后是会发生变化的，并且这是很常见的情况。请给予自己和家人必要的时间来适应。通过相互支持和共同的努力，最终一定能够适应这些变化，并重建一个新的稳定生活环境。

（二）分散注意力，进行一些与丧失无关的互动

为了不让哀痛占据我们生活的全部，家庭成员可以一起参加一些轻松的活动，如共同培养新的爱好，组织家庭聚餐或计划一次旅行。这样的活动不仅能够改善家庭氛围，也有助于我们逐步适应失去亲人后的生活。请记住，我们无须为此感到内疚与自责。我们从未忘记逝去的亲人，未来我们仍有许多时刻会怀念他，但现在我们需要给自己和家庭一些空间，继续前行。这正是逝者所希望看到的——我们能够坚强地生活下去。

（三）处理家庭生活及关系的变化

丧亲后，家庭成员之间的关系很可能会面临改变，需要我们去处理和维护。尤其，在家庭成员的哀伤反应和程度不一致时，这种情况比较常见。例如，在某些瞬间，你可能发现自己深陷悲伤之中，而其他家人似乎并未表现出类似的情感深度，这可能令你感到迷惑，甚至引起误会，使家庭关系出现变化。这时，若能够与家人展开真诚的对话，你可能会洞悉表象背后的真实理由。其实，哀伤的表现并没有统一的模式，每个人的哀伤反应都是独特的。

（四）处理新角色，开始新生活

家庭中每个人的角色都可能因为丧亲而发生一些变化。要意识到自己和家人所面临的改变。在应对新角色的过程中，如果要

在生活中作出重大改变，这将不仅涉及个人，也涉及整个家庭。例如，在配偶去世后承担单亲角色时，开始新的爱情征程应考虑孩子们的想法。虽然最终决策权在你，但开展一轮家庭对话让孩子发表见解，有助于家庭成员适应未来的变动。所以，充分的告知与讨论，对整个家庭也是一种保护。

在摆荡中前行

丧亲后的家庭，也需要在丧失与恢复之间摆荡。

适应新的家庭分工与丧亲后的生活，回归生活平衡状态，需要所有家庭成员的共同努力。

我们需要花一些时间，与家人共同面对丧失与哀伤，彼此诉说感受，一起追忆逝者、谈论过往。同时，我们也需要花一些时间一起做一些家庭活动，从哀伤中暂时抽离，共同面对新的生活、新的角色，建立家庭的新生活。

随着时间的流逝以及每位家庭成员的耐心付出，我们都可以重新投入家庭生活，让动荡后的家庭继续发展。

第五节　将精力投入新的目标和人际关系

亲友离世后，新的活动、新的目标都是我们适应生活的有力帮手。通过投入新的活动和事务，我们可以为自己创造新的意义和目标，逐渐将注意力转移至新的生活内容。另外，当我们建立新的目标并为之不断努力时，我们也给自己创造了机会去发展和成长。这些新的经历和成就可以帮助我们重拾自信和自尊，使我们更加坚强和有信心去面对生活中的挑战。

我们也可以积极、坦然地结交新朋友，与其他人建立亲密的关系。新的人际关系可以带来新的支持和理解，帮助我们适应生活的改变。这些新的朋友可能与逝去的亲友有不同的背景、经历和观点，通过与他们的交流和互动，我们可以学到新的知识和见解，拓宽视野，让生活更加丰富多彩。

这种转变并不意味着我们要将逝去的亲友完全忘却。我们可以将逝者放在心里的某一处地方，怀念他们的存在和对我们的影响。我们可以继续保留有关逝者的回忆，回顾他们曾经的存在，并从中汲取力量和勇气去面对接下来的生活。我们不需要为与新的他人建立联系而感到挣扎，每个人的哀伤和处理方式都是独一无二的，只要我们以真诚和宽容的态度对待自己和逝者，就能够在新的生活中找到平衡和安宁。

刘新宪在一场演讲中提道："丹还活着的时候，我在美国一家高科技公司从事管理工作很多年。在失去儿子以后，我一点点从商场中脱身出来，一方面做些企业咨询的工作，另一方面开始注重哀伤研究，并通过了美国哀伤咨询学院的考试，与国内学者合作写哀伤科普的文章，写作和翻译相关书籍……就在我孩子忌日十周年的那个周末，我和妻子像往常一样来到墓地。在那里，我告诉儿子，爸爸通过了美国哀伤咨询学院的证书考试，爸爸还和一位非常优秀的中国学者王建平教授合作，为我国丧子失独父母及关怀者撰写了一本哀伤心理疗愈的书，同时还翻译了一本美国丧子母亲的书，介绍她如何在平凡生涯中走出深渊……把对你的爱延伸为更广阔的大爱。"

来源：北京尚善公益基金会 暖心微课堂

2000 年 5 月的一天，"大地妈妈"易解放失去了她的儿子杨睿哲，自那天之后，易解放夫妇每天以泪洗面。直到有一天，想起儿子曾说过要去沙漠植树的话，她重新找到了生活的目标。为了儿子生前一句"要干就干大"的豪言，2003 年，夫妻俩远赴内蒙古库伦旗，掏出积蓄、卖掉房产，拿出了儿子的赔偿金和保险金，他们决心将那片严重沙化的大地变为郁郁葱葱的绿洲，并且将决心化为了行动。2007 年，库伦旗的百姓为杨睿哲树了一座纪念碑，碑上镌刻着易解放夫妇纪念儿子的一段话："活着，为阻挡风沙而挺立；倒下，点燃自己给他人以光亮。"易解放成了人们心目中的"大地妈妈"。多年来，千万名志愿者跟随易解放"治沙植树"的脚步，走遍科尔沁沙地、乌兰布和沙漠、浑善达克沙地等内蒙古多个沙漠化地带。20 年，易解放将对儿子的爱与思念全种进了沙漠，从一棵，到一片，绵延万里，是坚守，是爱。

来源：20 年种树 1000 万棵，上海失独妈妈把思念都种进了沙漠（光明网 2022 年 3 月）

2011 年 10 月，毛爱珍的爱子，影视演员尚于博因抑郁症离世。在追寻儿子患病缘由的过程中，她逐渐了解了抑郁症，同时也深深地意识到国内大众在抑郁症认知及防治方面存在严重不足。为了延续儿子生前"要帮助更多的人"的善愿，也为了让更多人了解及意识到抑郁症的危害，让更多家庭尽可能免于抑郁症带来的创伤，2012年10月，毛爱珍成立北京尚善公益基金会——国内首家关注精神健康、抑郁症防治及知识普及的公益基金会，从此投身公益事业。毛爱珍是抗抑郁公益道路上的先行者，亦是探索者。同时，她也是失独父母们的榜样和领路人。她将母子之爱化为普世之爱，正如她在一次采访中所说："儿子用他的生命，揭示了我们两人此生的使命。"而她将带着这份使命坚定地走好每一个当下，走向未来。

> ◯ 来源：北京尚善公益基金会

并非每位失去亲友的人都要改变自己的人生轨迹，开辟一番新事业，但这些人生经历让我们看到了将失去亲友的哀伤转化为前进的动力、投入新生活、实现新目标的可能性。尽管经历了丧失与哀伤，我们仍然有能力从中获得力量，继续前进。

第五章 发现与寻找意义

第一节　发现意义

在人生的旅途中，我们时常会面临各种挑战与困惑。其中，丧亲之痛无疑是一种特别沉重的心灵创伤，它将我们带入一个无比痛苦的境地，让我们迷失方向，难以找到生活的意义。然而，正如黑暗之后总有曙光，我们需要去发现、去寻找、去重新定义生命的意义。

奥地利心理学家维克多·弗兰克尔（Viktor Frankl）在经历了纳粹集中营的苦难后，提出了意义疗法（Logotherapy）。这一疗法既是一种生活哲学和生活态度，也是一种心理治疗方式。作为一种哲学，它关注人类存在的意义以及人类意义的追寻；作为一种心理疗法，它专注于通过寻找意义来寻求心理疗愈。在意义疗法中，有一重要部分便是了解自己的生命意义源。弗兰克尔认为，生命的意义需要自己去寻找与发掘，他提出了三类意义源：创造（工作、做有意义的事），体验（关爱他人），态度（拥有克服困难的勇气）。美国纪念斯隆－凯特琳癌症中心的精神科主任威廉·布赖特巴特（William Breitbart）结合弗兰克尔的理论以及他对癌症患者的护理经验，提出了意义中心心理治疗（Meaning-Centered Psychotherapy），并补充了第四个生命意义源——遗赠，即从历史传承的角度理解生命的意义。弗兰克尔和布赖特巴特都强调引导和鼓励个体发现和利用内在资源与力量的重要性，从而更有底气地应对困难和寻找更有意义的生活方式。

在亲友离世之后，我们也可以通过在自己的生活中发现这四类意义源来追寻自己生命的意义。

创造性意义源

在这里，"创造"一词具有广泛的含义，它包含了工作（就业）、创造生活资源、创造精神和物质财富、参与团体活动和社会事业、在校学习为社会服务的知识等。创造可以是创造新科技、财富，也可以是做普普通通的事和工作，做助人为乐的公益活动，甚至是做家务、照顾家人。

弗兰克尔曾去看望一位生活在地下室、贫困、失去丈夫的老妇人。在结束谈话后，他赞美了老妇人种的花十分美丽。从此老妇人就把自己的花送给邻居，收到花的邻居都十分高兴。在这个过程中，老妇人竟然重新找到了生活意义——去做一些使自己和别人都会高兴的事，并从中获得自我价值。

在生活的各个角落，无论是通过我们的职业、社会参与还是最简单的个人爱好，我们都有能力发现和创造意义。正如弗兰克尔所见证的那位老妇人通过她的园艺爱好给周围人带来喜悦，我们每个人都能在自己所做的事情中寻找到创造性的意义源。让我们进一步探索并列举那些为我们激发快乐，提供安慰，或是带来成就感的日常创造性活动。

体验性意义源

在这里，"体验"一词具有广泛的含义，它包含了和所爱之人在一起时体验爱与被爱的美好感觉，享受家庭的亲情，体验良好的人际关系（丧亲者与其他亲人的关系，与"同命人"的关系）时的温暖感受，把艺术和幽默融入生活，欣赏大自然，读有趣的书，欣赏音乐、舞蹈、电影、电视剧、艺术品，品尝美味的食物，甚至和宠物玩耍所带来的愉悦和放松等。这些都属于"体验"的意义，因为这些体验可以让生活更丰富、更美好、更值得珍惜和依恋。然而，要从"体验"中看到意义，还需要培养发现美好的眼睛和体验美好感受的能力，要做到这一点，拥有一颗感恩的心十分重要。

让我们探索并记录那些让我们的生活变得更加值得依恋的体验，无论是简单的家庭聚餐，还是一个人静静欣赏日落的宁静时刻。这些体验性意义源将成为我们面对生活挑战时的精神支柱，提醒我们生命中那些美好而珍贵的瞬间。

态度性意义源

人所拥有的任何东西都可能或可以被剥夺，但是唯有一样东西任何人都不能将它剥夺，那就是选择采用什么态度去应对外界境况，尤其是应对无法解脱的苦难的自由。在个人悲剧中寻找希望，在逆境中变不可能为可能，用内心有尊严的态度去面对苦难。面对和谈论丧失与哀伤、学习新事物、对一切保持好奇、相信自己有能力应对经济压力、坚持不懈地自我疗愈、参与互助团体时向陌生人敞开心扉等，这些都是帮助我们应对苦难的态度。当我们拥有了这种积极的态度，我们就拥有了最有价值的生命意义。

为了维护这一内在的自由，我们要捕捉那些我们选择以乐观、坚韧和希望面对生活苦难的瞬间。这些态度性意义源不仅是对我们内在力量的歌颂，也是我们在逆境中寻找光明，在挑战中展现尊严的见证。

传承性意义源

在这里，"传承"可以理解为"遗赠"或"遗产"，但它要比我们传统文化中所习惯性理解的概念具有更广泛的含义。它包含了人们在过去生活中得到的"遗赠"和自己留下的生命痕迹，比如过去经历的故事、家族的历史、与自己名字相关的故事、值得骄傲的经历，它也包括人们在今天和未来将给世界留下什么"遗赠"。"遗赠"可以是物质的，也可以是精神的，比如你为人善良，你留给这个世界的就是善良。过去做过的有意义的事，现在正在做的有意义的事，以及今后将要做的有意义的事，我们做的一切都会成为我们给这个世界留下的"传承"或"遗赠"。当然，逝者给我们的物质和精神"遗产"（期望、品质、关爱、夙愿等）也是非常重要的传承性意义源。那么孩子是否也可以给父母留下

我的意义源清单

· 创造性意义源

_____

_____

_____

_____

· 体验性意义源

_____

_____

_____

_____

· 态度性意义源

_____

_____

_____

_____

· 传承性意义源

_____

_____

_____

_____

"遗赠"? 答案是肯定的。孩子使哀伤能够升华，并转化成一种生命力量。

在生命的旅程中，我们继承并创造"遗产"，不仅在物质形式上，更在精神层面上。让我们开始记录逝者给我们留下的"遗赠"，也记录那些我们希望给世界留下的"遗赠"。这些传承性意义源将提醒我们，尽管生命有限，但传承可以超越时间，继续影响和激励着自己以及未来的人们。

在丧亲的深刻悲痛中，许多人可能会觉得生命的意义变得模糊不清。然而，就在这样的时刻，生活中那些微小而具体的细节往往成为我们重新发现意义的关键。在哀伤中寻找并珍视这些细微的意义源，我们可以更深切地感受到与逝去亲人之间依然存在着深厚联系，从而在哀伤中找到慰藉和生命的新意义。

第二节 寻找意义

人总在追求意义，但很难想象，有一天我们会需要在丧亲之痛中寻找意义。不论对谁而言，这都不是容易的事。目前一些研究发现，寻找意义对在失去亲友之后适应新生活是有帮助的。

那么什么是寻找意义呢？这首先是一个尝试理解的过程。在失去亲友之后，我们可能不自觉地开始了意义寻找之旅。我们会问自己、问别人或者问老天爷：为什么这会发生在我身上？为什么是我所爱的人离世？一段时间后，我们可能还会进一步自问自答：这段经历给我的生活带来了什么影响？当我们从为自己解答

"为什么"过渡到思考这段经历的影响时，我们就在寻找意义。

我们到底在寻找些什么呢？这可能令人难以置信，但我们在寻找丧亲这件事带给我们的积极变化。一般来说，我们很容易联想到丧亲事件的消极影响，如痛苦、难过、内疚，甚至是绝望。而快乐、欣喜、积极这种词似乎是与哀伤经历中的体验背道而驰的。但是，寻找意义就是面对这种矛盾，它促使我们不断发问和思索：我是否可以从失去的经历中找到积极面？这件事是否给我带来了启发？这就需要我们在哀伤经历中找到一线希望，看到阴影背后的光。这有时可能是我们意识到死亡对所爱之人是种解脱，有时可能是我们对生活中家人和工作的重要性有了新的思考，有时还可能是我们领悟到了对生命新的理解。

这听起来似乎很困难，但现实中，很多人已经做到了：

"这让我意识到原来我们会突然离开这个世界，我们的生命其实是很短暂的。"

"我现在更有同理心了，我也很少再浪费时间在不必要的事情上。"

"要珍惜生命，把每一天都当成最后一天来享受。"

那么，我们为什么要寻找意义呢？最直接的答案是：寻找意义、找到意义可以让我们更好地活下去。

一方面，重要依恋对象的离去会破坏我们自我叙事的连贯性。在建构主义的视角下，如何讲述自己的故事正是我们组织自己生活经历的基本结构。每个人都希望维持连贯而有意义的自我叙事。然而，丧亲让我们和他们之间的人生故事戛然而止，自己的人生被他们的离去"切割"成截然不同的两段叙事，两者之间横亘着难以逾越的鸿沟。我们很难再像从前一样，将琐碎日常下的微观叙事整合到构成自我身份的宏观叙事中。同时，亲友的离去也让我们丧失了重要而亲密的互动主体，从而无法再从日常熟悉而独特的互动中体验到"主体间亲密性"。这意味着失去亲友的同时，我们也失去了一面认知、探索自我的重要镜子，个人归属感、安全感和自我叙事的发展也随之受到影响，这可能会进一步"侵蚀"自我。

吴载斌觉得自己是枯萎的落叶没有落地，在天上飘，但已经跟大树脱离关系了，一直在空中，没有目标……平时自己就是宅在家，睡得昏天黑地，混过去。他心里生出一种悲凉，人生而立，没有工作，不一定能照顾好父母、小孩，也没有家庭。

○ 来源：《人间世》之外，一个丈夫的选择（《人物》杂志）

另一方面，亲友的离世还会破坏我们一直以来对世界、他人和自己的核心信念。我们每个人都会有自己的"精神支柱"——"上天是公平仁慈的""好人有好报""我可以努力掌控自己的命运"，这些信念会让我们觉得世界是安全的，人生是可控的。然而，面对亲友的离去，我们不禁反复询问："假如上天是仁慈的，为什么要夺走我最爱的人呢？""命运如此冷酷无常，我努力生活又有什么意思呢？我会不会也突然得上这种可怕的病然后死去？"我们感受到了死亡阴影下的危险和无力，产生了与原来不协调的信念。如果我们没法找到让自己满意的答案，则会陷入怀疑、恐慌与不安。

这时候，尝试理解丧亲事件以及找到丧亲事件可能引致的积极结果，会缓解我们种种不协调、恐慌不安的感受，找回对未来生活的控制感。此外，寻找意义还有助于我们更好地接受现实，缓解哀伤，以达到长期的身心健康和生活适应。因此，我们可以尝试一些便于操作的方法，如表达性写作和表达性艺术，帮助自己在寻找意义方面有所收获。

表达性写作

表达性写作（Expressive Writing）是以书写的方式来表达与个人重要经历或事件有关的内心情感及想法，从而促进情绪调节和改善个体身心健康。这种心理干预方法简便易行，可以帮助大学生处理日常情绪困扰，抑郁症患者缓解抑郁症状，创伤后应激障碍患者缓解创伤后应激症状，也能帮助丧亲者更好度过失去亲友后的哀伤历程。在书写过程中，我们可以把自己的体验转化成语言，不断整合想法与感受，建构出对事件连贯的叙述，把丧失重新整合到成长和变化的生活中。

表达性写作与其他正式的文章写作有所不同。我们不必关注写作的用词、文体和语法，更重要的是聚焦自己的认知与情感。我们想念已经离世的亲友，渴望回到曾经一起相处的时光，想听见他的声音，也想被他听见……不论是悲伤、无奈还是愤怒，真实与复杂的情感都可以用文字表达出来，而来自内心深处想说的话、书写的文字亦是秘密，所想所写都会被完全保密。

传统的表达性写作是给逝者写一封"告别信"，就像六安市某高中学生们那样，他们用便笺纸向因肝癌离世的班主任陈某告别。全体学生们在便笺纸上写下想对逝去的班主任讲的话，把写好的便笺纸折叠投进邮筒，和老师说再见……学生们通过小小的便笺纸，释放悲伤的情绪，接纳了班主任离世的事实。随着哀伤理论和应用的不断发展，表达性写作形式也越来越多样，主要包括四种范式：情感表露范式、主题写作范式、结构化写作范式和非典型写作范式。

（一）情感表露范式

情感表露范式重视自由表达。在这一范式中，我们进行的是一次"心灵奇旅"，不需要咨询师的协助亦能进行。我们进入自我的内心深处，挖掘自己关于亲友离世最深刻的想法和感受。把用词、文体和语法抛之脑后，手写我心，笔写我想，自由表达。

新冠肺炎疫情期间，方舱医院的新冠肺炎确诊患者小张在疫情中永远失去了自己的父亲和婆婆，丧亲之痛击垮了她。因为不能操办葬礼，她在内心不断谴责自己……咨询师鼓励她把自己痛苦与矛盾的真实情感用一封信来表达，然后放进"记忆盒子"里。在这之后，小张渐渐重拾信心，能够自我掌控情绪了。

这样的"心灵奇旅"就如暂时的时空穿越，让我们有机会和逝者再次连接。在内心深处的时空里，我们和逝者同在，也许他们从未离开。死亡并不是终点，遗忘才是。

（二）主题写作范式

主题写作范式强调内容引导。在这一范式中，就像学生时代的命题作文一样，咨询师在这一过程中给予内容的引导。我们需要在给定的主题下写作。主题可以是情绪宣泄、对丧亲事件的解释、描述想解决的问题以及发现丧亲事件的积极后果等。

17 名来自宾夕法尼亚大学的丧亲大学生体验了一次特别的主题写作。他们在咨询师的指导下在电脑上进行了为期一周的写作，咨询师邀请他们记录丧亲带来的积极生活变化，并通过指定平台提交。一周结束后，他们的哀伤得到了缓解。

设定主题不是为了限制我们对逝者的思绪。通过在这些主题下书写文字、表达情感，咨询师更易于提取有价值的信息，给予我们更有针对性的帮助。

（三）结构化写作范式

结构化写作范式突出阶段反馈。在这一范式中，写作被分为三个阶段：暴露阶段、认知重评阶段和整合重组阶段。我们首先关注丧亲事件中最令自己痛苦的部分，暴露最想要解决的问题。然后，换个角度看待丧亲事件，关注自我的感受，重新找寻对自我充满力量的掌控感。最后，通过对前两个阶段的经验整合，给逝者写一封"告别信"。在信中，我们可以告诉逝者，我们是如何应对困难与面对哀伤的。

在伊朗的阿富汗难民学校，80 多名因战争失去亲人的青少年进行了连续 3 天的结构化写作，他们描述内心感受，反思在同样情况下会给其他人什么建议，最后想象 10 年后的自己将从中学到什么。每一环节结束时，他们把内容放进蓝色盒子里。

结构化写作范式就像是在回答一连串层层递进式的提问，最后我们勾手成约定，决定穿越哀伤，成为更好的自己。

（四）非典型写作范式

非典型写作范式其实是其他类型表达性写作的统称。这一范式与上述三种经典的写作范式不同，其形式多种多样。我们也许会在工作坊中持续一天地写作，我们也许会在数个月里每周相聚写作并穿插讨论。

一位名叫南斯·坎宁安（Nance Cunningham）的美国研究者分享了她的写作方式：她的丈夫为他离世的朋友和亲人创作了一本棕色的诗集，在每首诗后都附有南斯写的一封信，在信中她描述诗歌的主人公，以此来审视自己的新身份和记忆的新视角。

接下来，让我们来进行一次表达性写作之旅，尝试重新讲述这段关于失落的经历和感受，以表达情感和进行反思。

1. 用真实的文字表达内心感受，将用词、文体和语法都抛诸脑后，这样才能更真实地面对哀伤

描述你想到逝者离世时脑海中浮现的图景，以及表达过程中的内心感受。

_____

_____

_____

记录在逝者离世这件事情上你最痛苦的回忆，以及你在生理、心理上所经历和承受的一切。

_____

_____

_____

2. 通过表达重新评估和调整自己的认知

想象你正在给一位和你一样经历了亲友离去的朋友写信，你会写些什么，希望他收获什么呢？

_____

_____

_____

你能试着列举一些能帮助这位朋友更积极地投入生活的具体活动吗？

_____

_____

_____

哪些信念有助于你适应这段经历带来的影响？

_____

_____

_____

3. 尝试整合丧亲前后的叙事，贯通过去、现在、未来的感受

写下你认为他的死亡带给你的改变和对你的意义。

_____

_____

_____

现在你最珍惜的人是谁呢？谁的离去会最令你不安？你打算如何面对他们的离去呢？

_____

　　事情刚刚发生时，你是怎样看待和理解逝者离世这件事的？现在，你怎么理解这段经历？

　　这段经历有没有影响你的人生方向，如果有的话，是怎样影响的？

　　跟着上述引导，你的脑海中是否慢慢流淌出关于逝者离去的种种想法，以及想对逝者、对自己说的话？当我们面对丧亲之痛时，内心常常充满了对逝者的思念和遗憾。我们或许想对逝者说声"谢谢"，感谢他们在我们生命中的存在和影响。我们可能会说出未曾表达过的爱意和感激之情，希望他们即使离去也能够感受到我们的真挚情感。或许我们还有一些未了的心愿和遗憾，希望能够与逝者再次相见，与他们共度更多的时光。我们可能想告诉逝者我们的成长、困惑和挣扎，希望能够得到他们的理解和指引。同时，我们也可能感受到内心涌动出对逝者的誓言和承诺："我会努力活出自己的精彩，让你感到骄傲。"表达性写作可以成为我们内心的一种宣泄和慰藉，通过写信、写日记或在心中默默表达，缓解内心痛苦和思念之情。

旅程来到这里，我们还可以尝试写一封致逝者的信。这封信不是最后的永别，而是再一次的问候。你可以先在脑海中好好地思考，然后组织语言，真诚地说出当初没有来得及对逝者说的话，或者现在想说的话和想问的问题，以及在这一刻对逝者的缅怀、内心的感受和愿望。如果不知道该写什么，我们在下面列举了一些提示，你可以借助它们来思考你要表达的内容。

我一直想要告诉你的是……

我与你最珍贵的一段回忆是……

你一直不明白的是……

我一直想让你知道，我是……

我现在意识到，我……

我有一个问题，一直想问你……

谢谢你出现在我的世界里，给我带来了……

书写着与逝者的回忆，我们在文字中又一次相聚。此时此刻，逝者所留下的从未消失，你所记得的也从未走远。在叙事时，我们既从一个客观"见证人"的角度描述了这段失落经历，也对自己的情绪和感受进行了抒发和整理，还反思了这段旅程中不断建构的意义。意义的建构是一个过程，而不是一个结果或成就。找寻意义的过程本身和找到的意义一样重要。愿逝者在我们心中安息，愿你我不再孤独。

表达性艺术

当然，并不是每一个人都习惯或喜欢通过书写的形式来表达对逝者的思念，整合这段失落经历对我们产生的影响，我们也可以尝试其他方式。日常生活中，我们或多或少会接触到艺术，也会通过艺术来表达情绪。喜欢绘画的人，会在自由涂鸦时不知不觉释放压抑的情绪；热爱音乐的人，会在音乐中痛快地哭，放肆地笑；喜爱舞蹈的人，会踩着阳光，舞动双手，挥洒汗水，尽情释放压力……

表达性艺术治疗（Expressive Arts Therapy）是指借助绘画、音乐、舞蹈、手工制作、书写、戏剧、摄影等艺术媒介，帮助个体抒发压抑的情绪，开发未知的心理潜能，最终疗愈身心、促进成长的一种心理治疗方法。表 2-5 列出了表达性艺术的媒介及其形式、操作与功能。

以绘画为例，如果你愿意尝试的话，请在一个合适的场合，准备好画纸、画布、颜料、画笔等你觉得亲切的绘画材料和工具，一步一步跟着下面的引导，来进行一次哀伤疗愈绘画之旅。

找一个安静且光线适宜的空间，选择一个最舒服的姿势。坐在你的绘画材料前，深呼吸几次，放松身体，让思绪平静下来。

闭上眼睛，回想你与逝去亲人共度的时光。让那些记忆和情感在你的心中浮现。当你准备好时，睁开眼睛，拿起画笔，让你的手随着自己的情感自由地移动。

不必担心画面的构图或色彩的搭配，你可以画线条，涂抹颜色，或是随意地涂鸦。让你的画笔成为情感的延伸。

随着绘画的进行，你可能会发现某些颜色或形状更能代表你的情感。如果你愿意，可以围绕这些颜色或形状继续绘画，让它

表2-5 表达性艺术

媒介	形式	操作	功能
绘画	涂鸦	用彩笔在纸上涂鸦	让人们自由地描述自己的感受和思想
	拼贴画	在平面上粘贴纸张、自然物品或其他材料	帮助不擅长绘画的人自由地描述自己的感受和思想
	曼陀罗	可以自行设计曼陀罗，也可以在预先设计好的曼陀罗里面填色	一种释放焦虑和压力的方法，同时也能让创作者感受到自己的创造力
	壁画	直接在墙面上作画	帮助个体在团体中表达自己，与他人互动，提高个体的社会技能和自尊
音乐/舞蹈	音乐	弹奏乐曲、听音乐、写歌曲、讨论歌词等	让个体在音乐中放松
	舞蹈	听着鼓点或其他音乐，自发地跟着音节节奏舞动身体	随着舞蹈释放情绪和能量，促进个体的情绪、社会、认知和心理的整合
手工制作	玩偶制作	制作玩偶	治疗过去的创伤，发展家庭或自我价值，增进对自我照料的洞察
	雕塑	可以使用很多材料，如黏土、木头等	释放压力、焦虑等
	沙盘游戏	主要用于儿童，可以使用沙具，包括卡通人物、玩偶等来代表家庭成员	深入探索创作者的家庭结构，内心挣扎和其他心理议题
戏剧/摄影	心理剧/戏剧	在安全的环境中表演或再扮演痛苦挣扎过的场景、经历	处理以前未处理好的议题，增强对未来生活的信心
	摄影	使用过去到现在的家庭照或其他照片来呈现生命故事	增强对生活环境的敏感度，为生命注入勃勃生机

们成为你情感表达的焦点。

当你觉得画作已经表达了你想要表达的内容时，停下来，深呼吸，静静地观察你的作品。

尝试给你的画作起一个名字，并与它对话，问自己它代表了什么，它给你带来了什么感受。

最后，感谢自己通过绘画表达了自己的情感。你可以选择保留这幅画，作为疗愈旅程的一部分，或者你可以在某个特别的时刻与它告别。

通过这次绘画之旅，你是否产生了一些不同寻常的奇妙感受，或许是释放了一点儿焦虑，或许是想起了令自己伤心的往事？无论如何都没关系，接纳这些感觉。如果觉得绘画的形式不错，那就将其作为你放松自己的方式之一，或许在这过程中你会找到意想不到的意义。

心理治疗师郎俊莲介绍自己在北京成立了一个特殊的心理小组——"手拉手心连心亲友互助团体"。在小组里待的时间最长的是一名丧偶女士。刚开始一年，她几乎不说话，只是哭。两年后，她不哭了，能够听别人说话了，能够简单介绍自己。她不愿意说话的时候，郎俊莲会鼓励她，"画个东西吧，把心情画出来"，当时，她画了一只特别小的小猫，在狂风暴雨中哭泣。慢慢地，这只猫发生了一些变化，变大一点儿，表情柔和一点儿。等到 2016 年，她画了一只特别大的猫咪，铺满了整张 A4 纸，特别漂亮，表情也很享受，"那是她改变的起点"。

○ 来源：为什么我们不要说"节哀"？（《人物》杂志 2023 年 5 月）

当我们经历丧亲之痛时，内心充满了各种复杂的情绪和情感，有时难以用言语来表达。表达性艺术为我们提供了一种非语言的、创造性的表达方式，让我们能够释放情感，探索内心世界，并促进寻找意义、自我疗愈的过程。

问 我已经在努力寻找意义了，可是这么久我还是没有发现这段失落经历有什么意义，怎么办？

答 每一个人寻找意义的过程的确存在差异。有些人可能在亲友离世几日后就找到了能够让自己信服的意义，而有些人可能经过多年仍然无法完全理解这件事所带来的意义。每个人对意义的追求和理解都是独特的。有的人通过重新审视人生、寻找新的目标与价值观，从而找到失落的意义；而对于其他人来说，他们可能选择接纳无法完全理解的事实，并尝试在生活中找到其他的寄托和满足。

对于重新点亮生活而言，找到丧失的意义不是必须完成的任务。如果你刚刚经历亲友离世，或者你并不认为所有事情都必须有积极的方面，那么刻意去寻找意义可能对你来说并不合适，你完全可以停下。哀伤过程是独特而个体化的，我们尊重并接受每个人对亲友离世的不同反应和处理方式。更多情况下，是你已经在认真生活中自然而然地创造了意义，但缺少那么一双眼睛去发现它，缺少那么一个人来告诉你那就是意义。如果你认为自己寻觅良久，仍然无法确信自己找到了意义，反而在过程中产生了无法摆脱的困扰，开始质疑甚至抨击自己为什么不能像其他人一样找到意义，那么你可能需要及时寻求专业帮助。

重要的是，我们要给予自己足够的时间和空间来面对亲友离世，并以自己感到可掌控的方式处理哀伤。无论我们是否认为自己已经找到这段失落经历的意义，生活依然会继续，自我关怀和接纳是其中的关键。有时候，接受我们无法理解的事实，既是一种对自己的宽容和尊重，也是一种面对失落的态度与意义。

寻找意义和发现意义的旅程不是否定亲友离世带来的哀伤，也不是抹去与逝者有关的哀伤记忆，而是看到我们可以超越死亡带给我们的痛苦，看到阴影背后仍然有光。

第三篇

被剥夺的哀伤

第一章　认识被剥夺的哀伤

第一节　什么是被剥夺的哀伤

　　哀伤是所有人面对丧失时都可能出现的正常情绪反应，但是在一些特殊情况下，人们无法正常表达这种情绪，学术界将这种被掩藏的哀伤情绪称为被剥夺权利的哀伤，或是被剥夺的哀伤（Disenfranchised Grief）。美国死亡教育与咨询学会（Association for Death Education and Counseling，ADEC）前主席、新罗谢尔学院研究生院名誉教授肯尼斯·杰·多卡首先提出这个概念。所谓的被剥夺的哀伤，就是指一种没有被公开承认和接纳的丧失，或是在丧失后没有被社会认可的哀悼过程。

　　多卡博士认为，不同社会有不同的哀伤准则，这些准则规定只有在某些关系或某些丧失类型中，人们的哀伤才具有合理性。这些准则涉及人们与逝者的关系、逝者的特征、逝者离去的方式、哀伤的表达方式等。当出现与准则不符的情况时，人们的哀伤就可能无法得到承认或是被低估，因此，当事人明明经历着强烈的哀伤和痛苦，但这种痛苦无法按照正常的方式来表达，或在表达时会遭遇社会的误读和不解，于是形成了我们所说的"被剥夺的哀伤"，即当事人哀伤的权利被剥夺了。

哀伤权利的被剥夺不仅受外部因素的影响，我们自己也可能成为其中的"帮凶"。这种不允许自己哀伤的情况，称为自我权利剥夺（Self-Disenfranchisement）。哀伤权利的自我剥夺通常出现在以下两方面。

一方面，当出现与社会公认的哀伤准则不一致的情况，当事人自发压抑了哀伤的表达。相较于正常丧失，某种特定的情绪体验可能被放大，例如，在经历亲友自杀后，当事人可能体验到异常强烈的内疚感和羞耻感。

另一方面，当事人也可能对丧失缺乏足够的了解和应对资源，难以将哀伤和自己面临的痛苦情绪联系起来，从而变相剥夺了自己正常哀伤的权利。例如，医护工作者在面对自己照顾的病人离世时，也会经历丧失之痛，但医护工作者本人可能无法意识到这点，也可能因为高强度的工作而无暇顾及。

第二节　哀伤被剥夺的常见情况

哀伤是一种非常主观的体验，只要涉及丧失，就有可能出现哀伤。我们会为亲人的逝去而感到哀伤，也可能会因为失去了一段关系、一份工作、个人财产或一些与自己身份相关的联结（比如离开家乡、毕业等）而感到哀伤。现实生活中，很多类型的哀伤并不被人们所熟知，也不为社会所公开承认，由此成为被剥夺的哀伤。

哀伤被剥夺的五种类型

（一）关系不被承认

某些情况下，个体与逝者的关系或者关系的重要性没有得到社会的认可。例如，未婚恋人会被认为不属于传统意义上的家人；而密友、恩师、偶像等则是非亲属身份；婚外情的关系更是社会文化普遍不认可的范畴，但当关系中的一方离世时，另一方自然也会出现哀伤，他们哀伤的权利就有可能被剥夺。

（二）丧失不被社会承认

有一些丧失被外界认为是不甚重要，或是微不足道的。这些丧失可能是关于老年人、绝症患者、胎儿或初生儿、宠物的离世。在非死亡类丧失中，这种忽视的情况更为普遍。外界总有一些无所谓的声音，例如："分手又不是离婚，另外找一个就行了。""离婚了，还好没有孩子，重新再来不难找。"经济损失、失业、重要物品丢失等丧失所引致的哀伤更容易被忽略。

（三）丧亲者不被承认

有时，经历着丧失的人未被定义为丧亲者。在社会传统或普遍的观念里，某些特殊的人群是没有能力哀伤的，例如年纪较小的未成年人，精神发育迟缓或不全的智障人士。其哀伤过程可能不被看见，哀伤权利也得不到社会的承认。

（四）死亡类型不被承认

如果逝者死亡的原因或方式不被社会认可，那么哀伤也可能被剥夺。例如，小孩自杀离开人世，父母在悲痛的同时还要承受来自外界不明就里的指责；家人因艾滋病、吸毒或酗酒离世，会给其他家庭成员带来巨大的羞耻感；家族中若有人因死刑离世，其他人都会背负舆论的重担。在"道德"的裁决声中，一些特殊的死亡事件往往会被污名化，丧亲者的哀伤会被忽略，他们也难以得到所需的社会支持。

（五）个人哀伤的表现形式不被承认

某些丧亲者的哀伤程度、外在表现等不在社会预期范围之内，或未表达出相应的哀伤反应，或呈现了过度的哀伤反应，他人就可能误认为其哀悼过程并不正常，甚至提出批评和谴责。例如某小孩被撞身亡，小孩妈妈的穿着与人们想象中的传统丧子母亲形象不同，因而遭遇了网络暴力。

哀伤被剥夺的四种境况

（一）亲友自杀

20 世纪 70 年代，美国自杀防治中心创办者、心理学家埃德温·施奈德曼（Edwin S. Shneidman）提出了"自杀者遗族"（Survivors of Suicide）的概念，用以指代遭遇亲属自杀的人们。在我们的工作中，更多以"自杀者亲友"来称呼他们。

所爱之人或亲近之人自杀，给亲友带来的冲击难以描述，丧失之痛也无法衡量，丧亲者会经历强烈的负罪感、困惑和愤怒。他们可能会对逝者离世这件事感到羞耻，讳莫如深，甚至想要否认。同时，为了回避讨论，他们可能远离原来熟悉的生活圈，独自承受着出现更大心理健康问题的风险。此外，自杀者亲友不仅要埋葬所爱之人，还要处理自杀者留下的财务事宜以及其他许多悬而未决的问题，这对他们的哀伤过程都会造成程度更深的负面影响。

（二）围产期丧失

围产期丧失指的是胎儿或婴儿死亡，包括流产、死产和新生儿死亡等情况。围产期丧失会给父母个人和夫妻关系的健康和幸福带来巨大的挑战。和那些传统意义上失去子女的父母相比，许多经历围产期丧失的父母在哀悼过程中会感受到哀伤权利被剥夺，从而引致更严重、持久和复杂的哀伤体验。

围产期丧失所造成的创伤通常被认为比大龄儿童或成人死亡带来的创伤更小，这是因为胎儿或婴儿在生理上还未健全，尚未形成具象化的印象，外界对这个生命的认可度会相对弱化。但在父母的心理层面，这个生命已然存在。社会的忽视与个人极度悲痛的深刻体验形成鲜明对比，可能会进一步加剧父母哀伤权利被剥夺的感受。

（三）宠物离世

人和宠物之间的关系，其实与人和人之间的情感联系非常相似，由此产生的亲密感和安全感也十分类同。宠物离世引致的哀伤与人和宠物间情感联系的强度密切相关，部分饲养者可能会经历延长哀伤或创伤后应激反应。

在当今社会，主人在宠物离世后的哀伤往往不被重视。外人可能觉得大惊小怪，而饲养者本人对自己的哀伤反应也会百思不得其解。不管是社会环境对哀伤权利的剥夺，还是主动的自我剥夺，都可能导致饲养者产生一系列不良的情绪反应。一个人越是隔绝、隐藏或忽视自己的哀伤，哀伤的持续时间就会越长。

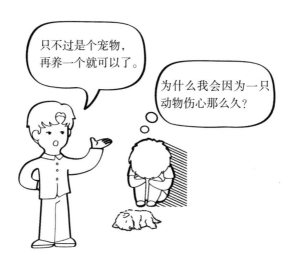

（四）亲密关系破裂

亲密关系的破裂作为一种非死亡状况的丧失，我们很难一下子将其与哀伤进行联系。无论是失恋、分居还是离婚，都似乎难以和死亡类型的丧失相提并论，但需要注意的是，这一类型的丧失也可能导致撕心裂肺的伤痛，导致很多潜在的身心问题。

例如，相信你也听过类似"分手就分手，下一个更久"的顺口溜，认为恋情的结束并不值得哀伤，转移注意力就能解决问题。对很多失恋者而言，无论是自己还是周围人，都不希望将思绪一直聚焦在上一段关系中。所以，他们会将忘记当作解脱，将绝口不提当作防御，主动或被动地剥夺了自己哀伤的权利，也因此失去了一次整合自我的契机。

第三节　哀伤被剥夺后的影响

和一般的哀伤相比，处理被剥夺的哀伤特别具有挑战性。从人际层面而言，丧亲者失去了很多宝贵的支持资源，这种缺乏社会认可的情况会使哀伤过程出现更多的困难，如哀伤反应加剧，产生严重的羞耻、内疚感，身份感和归属感缺失。从个体层面而言，由于丧亲者难以向外表达自己的情感状态，甚至无法准确识别自己内心真正的体验和感受，也会导致更多隐性的身心健康问题。

哀伤被剥夺的丧亲者可能会变得无法共情，无法理解自己或他人的经历。美国死亡教育与咨询学会（ADEC）前主席、孟菲斯大学心理学名誉教授、波特兰丧失与过渡研究所（Portland Institute for Loss and Transition）主任罗伯特·内米耶尔（Robert A. Neimeyer）指出，无法共情会导致四个方面的障碍。

自我方面：丧亲者直接否认自己的某些哀伤体验，处于回避和麻木的状态。

家庭方面：丧亲者试图用"一切都会好起来的"之类的语言减轻家庭成员的痛苦，或是要求他们抑制哀伤。

社区方面：不同社会都有应对丧失的规则和期望，框定了每个个体的哀伤体验模式，除亲属丧亲之外的哀伤将很难得到承认。

超现实方面：例如，如果牧师用宗教的陈词滥调来否认丧失，那么信仰者可能会遭遇哀伤权利的剥夺，并导致一系列的消极后果。

接下来，我们将基于生活中常见的哀伤被剥夺的情形，更全面地介绍有效的应对策略。

<table>
<tr><td>第二章</td><td></td><td>自杀者亲友的
丧失</td></tr>
</table>

第一节　我们所面临的挑战

自杀是人类的主要死因之一，每年死于自杀的人数超过死于艾滋病、疟疾或乳腺癌，甚至战争和凶杀的人数。世界卫生组织总干事谭德塞博士说："我们不可以，也绝不能忽视自杀。每一例自杀都是一场悲剧。"这不仅是自杀者的悲剧，也是他们的亲人和朋友的悲剧。美国心理学家艾伦·伯曼（Alan L. Berman）发现，一例自杀大约会影响到 5 名核心家庭成员和 80 名亲戚、朋友和熟人；朱莉·塞瑞尔（Julie Cerel）等研究者则发现，每例自杀可影响约 135 人。无论是亲密的家人、朋友，还是普通的同事、同学，抑或是处理相关事务的医生、警察、消防员、丧葬负责人，社交网络上的粉丝或联系人，甚至目睹现场的路人，都可能受到自杀者逝世的影响而产生哀伤反应。自杀作为一项重大的公共卫生问题，远不只是一项个人行为，也是一种社会行为。

当所爱之人以自杀的方式结束生命时，当事人遭受到的冲击是异常强烈的。作为突发性事件，当事人很难提前做好心理准备，甚至可能直接在现场亲眼目睹整个过程。当事人会感到难以接受甚至拒绝相信，随之而来的还有惊恐、困惑等复杂的感受，并可能产生创伤后应激症状。对于自杀者亲友来说，这是一个重大的压力来源和心理创伤，所感知到的哀伤会更加特殊和复杂，痛苦程度也更高。

自杀的污名和歧视

几乎所有的宗教都非常明显地反对自杀，一些国家的法律认为自杀是一种违法行为。由于公众对自杀行为的极度抗拒和排斥，因自杀而离世的人可能在死后仍备受责难和非议，而他们的亲友也因此遭受社会的歧视。近年来，这种负面的态度倾向虽有所缓和，但拒绝、内疚、评判仍然是自杀者亲友时常报告的话题，这表明与自杀相关的羞耻感仍然充斥于当代社会。

在对自杀者亲友的一项访谈中，研究者概括出了以下几种主要体验：

感到被评判和羞辱："有很多责备和指责，这已经够难的了。"

感觉被朋友和邻里孤立、排斥："你以为你有很多亲密的朋友，但他们都消失了。"

感到无法倾诉："我经常保持沉默，很少讲述自己的故事。"

感受到他人不适的负担："我必须安慰他们，让他们明白可以跟我说话。"

相比其他丧亲者，自杀者亲友可能更会感到被他人排挤和孤立，比如被背后议论、贴上标签，遭遇不当的语言或不友好的动作表情等。有些人会非常愤怒，这种激烈的反应继而导致外界更多的不解和指责；有些人会选择远离人群，保持沉默，避免向他人提及此事。这虽一定程度上暂时躲避了非议，但同时也逐渐压抑了自杀者亲友内心深处哀伤的表达，堵住了他们向他人和社会寻求支持与帮助的路径。他们的哀伤适应过程可能会更为曲折和艰难。

自我哀伤剥夺

由于社会的偏见，自杀者亲友的痛苦很容易被忽略，其哀伤权利也因此受到侵害。对自杀行为根深蒂固的污名化，也会令丧亲者不自觉地进行自我评判，剥夺自己或身边他人的哀伤权利。回避与逝者的关系是常见的做法。当听到别人讨论逝者时，他们可能假装自己并不认识逝者或与其并不熟悉。也有人会否认逝者自杀的事实，向年幼的孩子或其他家人隐瞒其死因。更多的时候，丧亲者会强迫自己暂时忘记这一切，有意无意地让自己变得非常忙碌和疲劳。

社会的意见、公众的评判甚至会内化成自杀者亲友内心的声音，导致他们迫不及待要切断与自杀者的联结，或者对自杀者表现出异常的愤怒和痛恨，尽管这可能会对他们自己及其他家人的心灵造成更大的创伤。

第二节　当这一切发生之后

对于自杀者亲友来说，哀伤反应可能会加剧或变得复杂，这类丧亲之痛常被形容为"放大音量的哀伤"。

复杂的情绪

（一）内疚、羞耻

内疚被描述为"一种懊悔的情绪反应，一种在与逝者或死亡的关系中未能达到自己内心标准和期望的感觉"。强烈的内疚是自杀者亲友丧亲之痛中最为多见的反应。与其他丧亲类型相比，自杀者亲友的内疚感明显更高，且更为持久。我们往往会责怪自己没有更早、更敏锐地觉察到逝者的痛苦，我们也会反复思索是不是自己是否忽略了某些重要的细节，或者认为自己做了或没做什么而导致对方自杀。

> 如果我更加努力地劝导，更多地陪伴他，让他更加快乐，是不是就可以避免这一切？

> 如果当初我（没有）那样做，是不是他就不会自杀了？

> 我为什么没有早点发现？我应该更细心和关心他才对！

> 我本可以阻止他的，是我让情况变得更糟！

心理学把这种与事实相反的假想称为反事实思维。我们在进行反事实思考时，会对已发生事件的前提进行增添、删减或替代。反事实思维分为上行反事实思维和下行反事实思维。当遇到事情的负面结果时，想到事情本应该好些，这称为上行反事实思维，会引发负面情绪；相反，下行反事实思维则是想象一种更坏的结果来替代当前的事实，会引发积极情绪。在遭遇亲友自杀这件事上，我们会很自然地运用上行反事实思维，从而导致更强烈的内疚感。

（二）愤怒、被抛弃和被拒绝感

自杀者亲友对逝者的感受是异常复杂的。求生是人的一种本能，即使在最艰难的时候，大部分人也希望能活下来。所以即使我们努力去理解，即使明白他的选择是有原因的，即使不愿意也不忍心去责怪，但由于逝者离开的方式如此特殊，我们还是不自觉地产生了被抛弃的感觉，似乎对他的关爱和付出都被忽视和否定了。伴随愤怒情绪的常见想法有：

"你为什么当时不来找我？你为什么最后没有向我求助？"

"你为什么要抛下我？你明白我会痛苦吗？"

"你答应过我不会自杀，你为什么失约了？"

"不是说好要一起去……的吗？"

"难道我们之间的感情还不够深，不值得你留恋人间吗？"

"我之前做出的努力原来都是徒劳吗？"

如果逝者遗留下许多没有解决的事务，例如债务、家庭责任等，则给我们带来更重的负担。同时，由于自杀污名化，自杀离世者生前居住过的房间、单元甚至小区都可能被视为"不吉祥""晦气"，这一系列负面的社会影响又直接导致我们严重的心理压力。我们还会对与逝者自杀事件相关的人和组织感到不满，若得不到及时的干预和处理，我们甚至也采取非理性的行为来表达愤怒、外泄压力。

（三）无意义感

丧亲之后，我们经常会试图厘清事情的来龙去脉，寻找合理的解释，以帮助自己理解发生了什么。然而在面对亲友自杀这件事上，寻找信服的答案更为艰难。即使苦苦思索，也难以得到令人满意的结论，而事实上这些结论也无法求证。寻找答案的过程既可能让我们接受丧失和哀伤，也可能使我们继续沉浸在痛苦中，因寻而不得备受煎熬。我们也会对生命的意义产生怀疑。

"为什么？这个问题的答案好像根本不存在。"

"我的生命故事好像突然断了，接不上去了。"

"他那么决绝地走了，可能这个人世间真的没有什么值得留恋的。"

"死去的目的是什么？活着的目的又是什么？"

"人生是不是就是一场梦，他的梦醒了，可我还在梦里？"

无意义感、虚无感如无形巨网笼罩着心灵，使我们怀疑自己存在的价值，感到生活毫无目标和方向，这也可能导致严重的后果。研究显示，有血缘关系的人有过自杀行为、朋友或熟人有自杀行为这两个因素，都会在一定程度上增加人们的自杀危险性。自杀者亲友也被认为是自杀的高危人群。

家庭冲突

家庭可以成为丧失发生后安慰和治愈的重要港湾，也可能是令人痛苦的冲突和误解的根源。相比其他死亡情况，自杀事件对家庭应对提出了新的压力和挑战。能否在家庭内部谈论死亡话题，如何对外公布逝者的死因，如何举行葬礼或哀悼仪式等问题，都可能引发家庭的冲突和矛盾。其中的关键点是家庭成员对逝者自杀原因的不同解释和责任归咎。

"一定是你做了（没有做）什么，他才会自杀的！"

"回想过去，你在很多地方都亏欠了他。"

"你明明知道他情绪出了问题，为什么不和大家讲？"

"他一个人一了百了，我们还要承受那么多！"

有时候我们被巨大的愤怒与哀伤裹挟，将这些带刺的话语脱口而出，更多的时候这种责怪的态度会有意无意地通过非言语行为表露，极大地削弱家庭成员提供互相支持的能力，最终导致家庭关系的疏远和破裂。自杀者的亲友正处于艰难的时刻，而家庭的各种冲突将大大加重个人内心的压力，家庭关系也因此变得风雨飘摇，甚至出现家庭暴力、离婚、法律纠纷、关系破裂等更强烈的矛盾，形成恶性循环。

告知他人

这是我们面临的最棘手的挑战之一。我们或许会对普通的邻居、同事隐瞒逝者的真实死因，以减少他们"不必要"的哀伤，或是避免招来过多的关心和问候。我们也会害怕这种特殊的死因会招致歧视和孤立。我们还可能向年幼的孩子、年长的老人或其他家庭成员甚至亲密朋友隐瞒真相，出发点是让他们避免感到羞耻，或经受打击。

"我最怕看到其他亲人想询问的表情或眼神，只想快点逃掉。"

"别再问了，这种事我怎么说得出口？"

"我没有力气应付别人，没有力气去告诉他们发生了什么事情。"

"总得告诉别人，要不葬礼都没有人来，可是好难……"

更多的时候，我们被自己复杂的情绪所淹没，没有足够的力量去应付与外界的沟通和交流，同时我们还要默默承受着担心真相在某天被揭露的压力。我们的恐惧一定程度上阻断了自己向他人寻求社会支持和情感表达的有效途径，割裂了我们与他人在人生关键时刻最需要发展的互相联结，不知不觉中也剥夺了其他亲友的知情权以及充分处理哀伤的权利。

第三节　渡过风暴中心

"你会觉得自己身处风暴中心。但一切都会过去。你可以重建你的生活。"一位女孩在兄弟自杀之后这样形容所爱之人离去后的感受。不管处境多艰难，我们每个人都是自己生命的专家，总有办法重建我们的生活。当然，正如前面所说，每个人的哀伤体验不同，每个人的应对方式也不同，我们可以选择适合自己的方式。

接纳哀伤

社会对自杀的污名化引致羞耻感，使我们无法正视自己的哀伤，更无法自由、尽情地表达哀伤。不论逝者死因如何，哀伤是每个丧亲者应有的权利，是一段必经的历程。我们有权利自由地选择如何体验、表达和谈论哀伤，更有权利得到他人和社会的承认与支持。无论性别、年龄、身份、与逝者关系的远近，只要因为他的自杀而受到影响，就有权表达感受，获得支持。任何一个人的哀伤都重要，任何一个人的哀伤都不应该被忽视。

接纳各种情绪的自然流露，包容各种反应的个性表达，而不是压抑与回避，这是自杀者亲友帮助自己恢复的第一步。我们需要给自己更多的时间，去理解这种特殊的丧失，重新出发。不要害怕哭泣，流泪也是一种治疗的方式，试图麻痹自己事实上并不能消除哀伤，反而可能让我们感觉更糟。在这个过程中，我们要做好自我保护，避免物质滥用❶。

随着社会的进步和众多人的努力，关于自杀的成见已经在慢慢消除，人们对自杀者及其亲友也有了更多的理解和共情。自杀者亲友也可以为此出一份力，第一步就是告诉自己：我有权利哀伤而不必感到羞耻。

---

❶ 物质滥用全称为精神活性物质滥用。偶尔使用精神活性物质，例如在社交场合适量饮酒或短期按需服用安眠药，没有对个人身心健康和社会功能产生不良影响，可定义为物质使用。但当个体反复使用精神活性物质，如日常过量饮酒、长期吸食尼古丁、滥用处方类药物（如阿片类止痛药和安非他明类药物），导致了身心或社会功能方面明显的不良后果，就可定义为"滥用"。

理解自杀

逝者选择结束自己的生命并不是因为身边的人不够好，也不是因为他想抛弃我们，而是因为痛苦强烈到超出了承受范围。在某个瞬间，他或许觉得除这个方法之外，没有其他更好的方法能停止痛苦。他当时承受的痛苦是我们根本无法想象的。

我们也会反复质疑如果当时做了什么，他可能不会离开。真相是，我们可能过高地估计了自己的能力。重回那个时刻，我们所处的状态和情境、所获得的信息和掌握的方法……种种现实使我们在当时作出了那样的选择，我们无法证明其他选择是否会带来不一样的结果。按照事后推断的习惯，自杀似乎是一个线性事件：因为一件事的发生，于是另一件事发生了。但自杀往往是多因素的，它们叠加在一起，交织作用，最终导致了事实的结果，而我们看到的、能做的都只是其中的很小一部分。受限于狭窄的视角，我们才会将别人生死的责任都归咎于自己这一个体，觉得自己应该且能够扭转乾坤，从而为"本该做而未做的事情"感到内疚、羞耻和挫败。

预防自杀事件需要的是团队合作，不单是亲友和专业工作者的努力，更包含了他自身的努力，而且最终是他自己作出了选择。从某个角度来看，逝者要解决的不是生命，而是痛苦。一位遭遇儿子自杀的妈妈在理解这点后，到墓地喊着儿子的名字："儿子，你作这个决定当时我很生气，后来我发现你很痛苦，那妈妈祝福你。"

持续性联结

将视角稍微拉远来看，"自杀"这件事只是我们和逝者人生故事中的一个"片段"，不要因"自杀"这一个点而抹去人生故事里更多的其他内容，例如在一起度过的那些美好时光、共同经历的悲喜记忆。逝者真切地进入过我们的生命，所有的故事都值得铭记和怀念。

澳大利亚哀伤与丧亲中心主任克里斯托弗·霍尔（Christopher Hall）曾说："死亡结束的是一个人的生命，并不是两个人的关系。"我们可以通过有形或无形的方式纪念并延续与逝者之间的联结，保存珍贵的回忆，例如回看他们的照片、影像、与他们有关的物品，去对彼此来说有特殊意义的地方等。我们还可以给逝者写信，或者写关于他们的日记。我们可以尝试多记住一些快乐的时光，感恩他们曾经带来的美好回忆，也可以归纳总结他们身上优秀的品质和特点，表达自己对这些特质的欣赏之情。慢慢地，这些特质也变成了我们自己的一部分，将其"随身携带"，就像他们的生命得到了延续。

存在就是意义

"过了一段时间，我意识到无论他当时处于何种心理状态，我都必须尊重他的自主决定权，因为即使我对原因有了所有的答案，现实、丧失和哀伤仍然是一样的。"一位因伴侣自杀而丧偶的女性说道。

我们会因为逝者的自杀不断寻找原因，思索答案。但逝者的死亡方式并没有比过往曾一起享受过的美好回忆重要。相信逝者也希望当我们回忆或提起他的时候，更多的是关于他是谁，他度过了怎么样的人生、付出了什么样的努力，而不仅是死亡的那一刻。

对于还活着的人而言，此时此刻才是最重要的。我们付出什么样的努力走过幽谷，选择怎么怀念逝者、怎么度过余生，是我们给自己的人生答卷。意义疗法的提出者，奥地利心理学家维克多·弗兰克尔认为，生命的意义是在面对极端苦难和挑战时发现和创造的。我们走过幽谷的每一步，应对哀伤之痛的每一天，都是我们创造意义的时刻。

照顾好自己

由于社会对自杀事件的噤声和回避，很多时候，自杀者亲友难以获得外界有效的支持和照顾。在家庭内部，每位成员都要花极大的精力去处理这种"放大音量的哀伤"，也无法顾及他人。所以，我们要把照顾好自己放在第一位。

首先，建立或保持日常稳定的生活习惯，按时作息，合理饮食，如果没办法做到，短时间内找到可以帮助自己的人，尽量维持基本的生活功能，让自己慢慢度过每一个瞬间，乃至每一天的生活。节假日、纪念日都是哀伤反应的高发期，我们要保持一定的敏感性，预先做好自我提醒。

其次，尝试做一些自己喜欢的小事，全心全意去投入，哪怕只有一秒钟也好。到户外走走、听一首喜欢的音乐（避免悲伤的主题）、看一场电影、写一篇日记，只要是有助于舒缓情绪的事情，都可以去做。踏出第一步需要很多能量，但这一步也是我们创造新的可能的开始。

另外，我们还可以给自己准备一个"情绪急救箱"。将能帮助自己放松的事项列出，并按照耗时长短、所需精力大小、动静性质等维度，对事项进行分类，存入手机备忘录，或写下来贴在可以看见的地方。当我们感到需要的时候就能迅速去扫描急救箱，不必反复思考，凭直觉找出调节情绪的小工具并付诸实践。当然，这些工具并非只能在"急救"时使用，我们可以每天抽出一点时间进行实践，使自己更加熟悉这些方法。就如每日都坚持体育锻炼来增加肌肉的力量一样，逐步加强对负面情绪和思维的抵抗力，帮助自己更加顺利地度过丧亲的至暗时刻。

真相的告知

面对外界好奇的打听，或者关切的询问，作为自杀者亲友，我们有权不回答，也可以在准备好的时候选择告知。同样，我们有权告知某些人，我们也有权不告诉某些人。

我们可以说：

"［逝者的称呼］去世了／死了，当我们准备好的时候，会向大家告知更多情况。"

"［逝者的称呼］选择以自杀的方式结束了自己的生命。"

"谢谢／抱歉，但我们现在暂时不想再说些什么了。"

"我们很哀伤（或其他感受），我们认为……（表达看法）。"

"我们感谢大家的哀悼和慰问，但希望不会被问起事情的细节（或其他请求）。"

有些人可能会在得知消息后不知道该说什么，或者是做了一些冒犯的举动。如果他们的表现让我们十分难过，那就先远离这些人，保证自己有足够的空间安抚情绪。如果感觉已恢复一定的能量，可以试着理解他们，不必因为他们的第一反应而感到失望或愤怒。

我们可以通过观察判断谁是能够提供理解和支持的人，谁是值得信任的良好倾听者。不一定要和他人谈论自己的感受，有时候，我们需要的支持可能只是默默的陪伴。我们有权决定自己是否要说，想说什么，想说多少。"抱歉，我现在并不想谈论这个。""我愿意和你聊聊我的哀伤。""感谢你的哀悼，但我现在还很难过，可能不想谈论太多细节。"……我们随时可以表达自己的真实想法与感受。

寻找支持资源

研究表明，哀伤支持小组对自杀者亲友来说很有价值。在支持小组中，组员都有相同的经历，"同病相怜"，彼此之间更容易打开心扉，互相倾诉。有时候，陪伴和抚慰就是最大的治愈力量。

此外，互联网提供的线上匿名互动，也能为被剥夺权利的丧亲者提供一定的安全感，成为自杀者亲友的独特资源。例如，线上的丧亲互助小组（家园）可以帮助自杀者亲友认识有着相似经历的丧亲者。有了一个安全的空间，我们可以更少顾虑地表达感受，更大范围地寻求支持。我们还能利用互联网创建网页或帖子，表达哀伤，纪念亲人。在寻找支持性资源时，我们要注意选择专业性的平台，避免加入无专业人员指导的社交群。

"因为自己淋过雨，所以想给别人撑伞。"我们可能会想要帮助他人，特别是帮助有自杀念头的人或者同样有亲友自杀的人。我们可能愿意公开分享自己的故事，以提高人们对自杀的认识，并鼓励其他人寻求帮助或参与预防自杀的工作。参与这些活动会让我们感到安慰并寻找到意义。当然，如果觉得自己无法处理任何与自杀或他人哀伤有关的事情，这完全是情理之中的。无论选择以何种方式度过哀伤，继续生活，自己感到舒适就好。

第三章 围产期丧失

第一节　父母的围产期丧失

还未见面，就已失去

围产期（Perinatal Period）❶ 是一段孕育新生命的喜悦旅程，标志着家庭成员的扩展和新生活的开始。女性自妊娠开始，在想象自己成为母亲角色时，与胎儿之间的联结已然建立起来。天有不测风云，这些喜悦背后也隐藏着一些难以预料的风险，最严重的就是流产、死胎、新生儿死亡等不良妊娠事件，这些也是人们常说的围产期死亡。全球每年有四五百万例围产儿死亡，2020年我国围产儿的死亡率为 4.14‰，不同地区的围产儿死亡率极不均衡。

经历围产期丧失的父母可能根本没法见到胎儿一面。新生儿可能出生后就直接被送至保温箱，匆匆一眼已是永别。这种伤痛

---

❶ 根据世界卫生组织的定义，怀孕 28 周到产后一周这一分娩前后的时段称为围产期，这一时期的胎儿或婴儿也叫围产儿。

可能会导致父母出现抑郁、焦虑、恐慌、创伤后应激、自杀意念等问题，甚至无法继续原来正常的生活和工作。

那些不被看见的哀伤

受传统文化影响，人们对死亡讳莫如深，闭口不谈哀伤的情况十分普遍，以至于研究者会用一个专门的术语——缄默效应（The MUM Effect）来定义人们避免谈论坏消息时的情形。对于围产儿的死亡事件，情况更为严重，几乎没有任何文化会提倡通过明确的仪式来帮助丧失围产儿的家属进行告别。如果妊娠周数不足，家属甚至不能领取死亡证明，围产儿的死亡也无法得到正式的承认。朋友、医疗专业人员甚至其他家人虽然也会善意地安慰丧子父母，但大都是以一种委婉、回避的态度来淡化"围产期丧失"这一沉重话题。因此，父母的哀伤、无助以及其他复杂的情绪往往会被社会文化的期待和压力所掩盖，很难找到一个适当的渠道来释放和处理。这些哀伤反应不仅可能持续数月乃至数年，甚至会困扰到随后的怀孕过程和健康孩子的出生。

（一）母亲的哀伤

一个现象学研究归纳了母亲丧失胎儿后的主要情感体验：

不公平感与落空感：经历了艰难的怀孕历程，却遭遇丧失胎儿的打击，苦尽却未得甘来。

"我觉得自己娃儿（孩子）没得了，对我就很不公平，觉得要个娃儿那么难。"

"现在怀到六七个月了，感觉人财两空（停顿少许），特别难过。"

纠结和惋惜：超过八成的受访者出现纠结心理，在选择是否终止妊娠前曾经历漫长的思想斗争，犹豫不决并尽可能拖延入院时间。

"就是觉得可惜，空欢喜一场，大家都喜欢这个孩子的到来（叹气、失落的表情）。"

自责与愧疚：认为是自己的原因导致胎儿的离去，对之前的种种行为感到后悔，表现出对胎儿的歉疚心理。

生理丧失感：十分渴望下一个宝宝的到来，但同时内心存在阴影，惧怕下次妊娠还会出现类似的结果。

"在这个方面多少还是会有点（阴影），又怕下一个还是像这样子。"

哀伤和痛苦：母亲被告知自己的孩子活不下去时，感到痛不欲生，不知所措。

"小孩流了以后的日子充满了哀伤。我想象着我的孩子所经历的痛苦……失去孩子后，我总是很难过。"

"我只是感到心中的痛苦。我不知道如何形容它。然后我强迫自己接受现实。"

难以控制的担忧和自我怀疑：

"没有了孩子，我感觉这个家就要散了。"

"是不是当真自己的身体有问题才会这样子啊？"

在遭遇围产期丧失事件后，母亲不仅需要身体上的照料，更需要精神上的关注和支持。有些家庭、周边关系会把全部责任归结在母亲身上。受到传统偏见的影响，尤其是复发性流产的女性更会因为自己没能顺利完成孕育的过程而倍感羞愧。

（二）父亲的哀伤

作为父亲，虽然没有像母亲那样亲身感受小生命在体内成长的过程，但在妊娠期间，通过 B 超影像、见证妻子腹部变大、感受胎动等互动形式，父子关系已经逐步建立，男性通常已开始慢慢适应自身的父亲角色。当丧失发生时，父亲也会经历类似的哀伤情绪。他们的痛苦感受是真切的，也应该得到承认和支持。

经历围产期丧失的父亲常见的情绪体验可能有：

缺乏情感共鸣，感到无能为力： 面对配偶围产期丧失，由于男性不善表达，常被公众忽视，造成其难以获得情感共鸣。

"别人不理解我的哀伤，可是我们父亲也有自己的感情。"

"其他人都当作无事发生，我不知道该找谁交流。"

"我想解决问题以帮助妻子，而流产我无法解决，在这方面我一点儿用都没有。"

恐惧： 对未来孕育小孩产生担忧，甚至是退缩或畏惧。

失败感和内疚： 认为这种错误本是可以避免的，因为自己的失误和大意导致了围产儿死亡。

自我怀疑： 围产期丧失破坏了父子关系的延续，使男性怀疑父亲角色是否依旧成立。传统观念要求男性保持坚强、隐忍，因此出现脆弱情绪时，男性也会产生对自身力量的怀疑。

"看着 B 超我会想象他长大的样子，可是这现在都不存在了……"

"我开始怀疑我是否能被称为父亲。"

"我怎么会像她一样情绪低落呢？我应该更加坚强才对！"

围产期丧失给夫妻关系也带来了巨大的压力。在社会文化规范的影响下，性别差异也可能导致哀伤表达方式的不同。男性通常通过工具性方式——即倾向于行动导向和实用主义——来处理哀伤情绪，例如更加忙碌于工作等；而女性则倾向于用直觉性方式——即表达更强烈的情绪，例如公开哭泣、情感外露、不停诉说等。如果夫妻双方都沉浸在自己的痛苦中，不理解对方的哀伤应对方式，不去坦诚沟通各自的想法，就有可能造成误解和争执，造成家庭矛盾乃至婚姻破裂。

第二节 丧失发生后的艰难历程

与其他类型的哀伤相比，"时间能够疗愈伤痛"这句话并不能对经历围产期丧失的父母发挥多大的效用。在漫长的适应过程中，以下几点需要注意。

接受事实，放过自己

从得知怀孕消息的那一刻起，家庭中的成员几乎都会产生关于自己和孩子的想象：父母可能会预想孩子的性格、相貌、未来职业，祖辈可能会期待大家庭多一个孙辈的氛围，兄弟姐妹也会考虑自己能如何照顾弟弟妹妹。但当丧失发生时，承接想象的载体就彻底消失了，就像一条通向未来的路戛然而止。此时的哀伤，既是关于孩子的实际死亡，也是关于自己期待和希望的破灭。我们需要理解自己哀伤情绪的来处，同样也要试着放下想象，慢慢接受发生的事实。

请不要苛责自己或指责他人，因为围产期丧失往往与有没有做过某件事情没有多大关系。几乎一半的围产期丧失是遗传问题或染色体异常导致的，其余的则可能是因为一些其他生理因素（胚胎发育异常、子宫肌瘤、瘢痕组织或其他子宫问题、宫颈机能不全、激素问题、感染、损伤、自身免疫性疾病）以及人力无法改变和预期的突发状况。虽然将攻击指向自己或他人似乎能为事件的发生找到可理解的原因，但这也只是一种无力的"想象"而已，并非真相本身。这不是我们的错。先安抚好自己，对自己温柔一点，才能更好地面对未来的生活。

需不需要与他人讨论

很长一段时间内，我们都不一定能做好准备来谈论此事。如果之前已经对外宣布怀孕消息，那么就可能会反复出现被询问胎儿近况的困境。我们可以考虑借由一个亲密好友去对外分享我们的近况和想法，让大家都知道发生了什么，且当事人还没有准备好去谈论。还有一个情况是家里之前已有其他年幼的孩子，父母不仅要处理自己的哀伤，还要照顾孩子的情绪。不管如何，选择一个合适的时机坦诚告知事实，比一直回避和隐瞒更为有益。

谈论围产期丧失可能看上去是禁忌的，会令我们更痛苦，但从实际效果来看，分享故事能减少我们的孤独感，对自己的经历持开放态度也能帮助我们降低羞耻感。这个过程中，也许我们会在某些人面前碰钉子。我们期待他人能有所共情，但没有经历过围产期丧失的人可能真的无法理解其中切实的感受。也有人会想表达关心，但出于对死亡话题的恐惧，或害怕说错话的担忧，他们更多时候会束手无策，不知道如何开始。如果可以，尝试主动联系，告诉他们自己的真实想法和具体需要。

我们也会在一些意想不到的人身上获得理解和支持。很多听到我们经历的人，也会开始坦诚地谈论自己的丧失。我们可能会诧异于兄弟姐妹、朋友、同事、邻居中竟然那么多人有着属于自己的丧失和疗愈的故事。

如何寻求支持

对于经历过创伤性事件的人而言，想要完全依靠自己完成疗愈是十分艰难的。由于围产期丧失的特殊性，亲朋好友能做的也许仅是陪伴，或是帮助我们适应之后的工作和生活。如果需要更全面的身心疗愈，我们还需要留意身边的其他资源。

当丧失确认时，父母多半处在医院环境。因为死亡事件的冲击，当事人可能失去正常的应对能力，此时可就近求助，积极地向医生、护士、医务社工等医院系统的专业人士寻求帮助，与他们商讨应对方法，参照他们丰富的临床经验，吸纳具有建设性的意见。医院可能还会开设一些同命人支持小组。无论是直接受创

的母亲、父亲，还是身处事件旋涡中心的其他家庭成员，都需要
情绪的抚慰和下一步行动的建议。

如果医院无法提供相关的照护支持，我们可主动关注当地民
政部门、社工机构、社区街道等在各大宣传渠道中的相关资讯，
通过电话咨询是否开设线下支持服务（例如团体辅导或同命人支持
小组）。在网络发达的今天，我们还能搜索选择线上支持资源，跳
出时空的限制，在网站、应用程序、社交媒体平台等多种渠道上获
取帮助。如果事件造成的心理影响始终挥之不去，有能力提供哀伤
咨询或哀伤治疗的心理咨询师、心理治疗师也是重要的支持资源。

第三节　换一种方式纪念

在围产期丧失后，我们会更容易处于哀伤反应的循环状态，
生活中一些常见的触发因素都会令我们再度沉浸在强烈的哀伤
情绪中，比如看到孩童、给婴儿准备的衣物、影视剧中的相关
场景、周年纪念日，或是再一次怀孕时。"放下吧""忘了这件
事""就当一切都没有发生过"这类的安慰话语对我们一点效果
都没有。其实，如今的哀伤辅导专业人士早已不再奉行这样的目
标。美国哀伤领域学者丹尼斯·克拉斯在 1996 年提出了持续性
联结理论（The Continuing Bonds Theory），认为生者和逝者保持
持续性的联结是正常的，不能视之为一种病态，而健康的联结方
法有助于生者重新安置逝者在心中的位置。也就是说，父母不必
做到放手或是忘记，无论是在什么情况下，即便是已为下一次怀

孕做好准备，父母与已故宝宝间的联结和依恋仍然存在，我们要做的是换合适的方式去纪念。

围产期丧失相对普通丧亲而言仍然有着很大区别，特别是孩子可能尚未出生，或出生后在较短时间内就离世，能够用来纪念和创造意义的空间颇为有限。以下是一些可以尝试的方法和举措。

给宝宝取个名字

名字作为一个独特标识，它既代表着父母对宝宝的祝福，也证明着宝宝在这个世界上存在过。对于早期的围产期丧失而言，取一个名字是很困难的，因为宝宝的性别还不清楚。父母可以凭直觉行事，取一个他们曾经想过的名字，或者是同时适合男孩和女孩的名字。这件事无论在丧失后的任何阶段进行都是适宜的。

创建纪念网站或博客

使用已故宝宝的名义来创建网站或博客，以保留关于宝宝的记忆。网站中可以包含一些在医院拍摄的照片、与宝宝有关的歌曲播放列表，或分享关于围产期丧失、孕产妇健康相关研究的链接，也可以邀请家人和朋友在界面上分享他们的回忆。

记住并纪念"生日"

宝宝的"生日"（预产期或流产日期）可能会是一种痛苦的

提醒，我们可以尝试做一些特别的事情来应对这种痛苦，例如在家里种一个盆栽或一朵花，或者以宝宝的名义向附近的儿童慈善机构或医院捐赠玩具。有一些围产期丧失的母亲也会为宝宝过"生日"，与父亲或家中其他成员一起分享生日蛋糕，为孩子唱生日快乐歌，并放飞祝福的气球。选择合适的方式来度过宝宝的"生日"，这些时刻可能暂时会让人感到难受，但随着时间的推移，它们也能够转化成有意义和美好的回忆。

保留宝宝的实物纪念品

并非所有的父母都能得到已故宝宝的照片、脚印或其他纪念品，但有一个可以触摸和观看的有形实物可能是一种巨大的安慰。这些物品可能是婴儿单独或与家人的合影，医院提供的任何记录（包括产检记录、B超影像），身份标签或带子，准备的衣物，墨水或石膏脚印或手印，血压袖带，尿布等。

我们也可以创作个性的纪念品，或者购买手工制作的纪念品。一些店家能够提供服务，结合遗物去制作佩戴物或摆件。我们需要一些有特别感觉并且能产生共鸣的东西来表达自己对宝宝的思念。

第四节　继续前行

所有哀伤工作的目的都是让我们接受丧失的事实，处理好哀伤的痛苦，适应没有孩子的世界，最后带着与孩子的联结继续新的生活。但是这个过程需要时间，不能操之过急。父母需要慢慢将已故宝宝的记忆融入生活，将其视为家庭的重要成员，接受已经发生的一切并继续前进。这并不是遗忘，而是向曾经的一切告别。创造意义尽管是一项长期的工作，但十分必要，它使丧失得到确认和哀悼，能帮助我们理解生命的流逝和存在的价值。有了这种确认和哀悼的过程，父母就能更好地适应之后的生活，包括实施再次怀孕的计划和更好地照顾新诞生的孩子。

急性哀伤期怎么办

如果家庭有条件，可以在丧失后的哀伤初期寻求专业家庭护理团队的协助，或是联络社区社工、心理咨询师获得额外支持。以下几点请特别关注：

留意自己的身体状况：特别是母亲，因为身体尚需恢复，所以保证良好的饮食、定期的锻炼和充足的睡眠都十分重要。

讨论来自外界的"误伤"评论：家庭可以对如何处理与他人的关系展开讨论，尤其是针对那些让我们感受到忽视和冷漠的人。

探索如何纪念孩子：父母通常希望继续记住他们的孩子，我们在上文中讨论了这点。

对整个家庭进行支持：受到事件影响的不止父母两人，其他家庭成员也可能产生属于自己的情绪和感受，也需要留意和关注。

考虑新的支持系统：过去提供支持的人不一定在这个时候能

帮得上忙，他们也可能会对丧失孩子的话题感到不舒服，我们需要拓宽寻求支持的思路。

互相鼓励和陪伴： 学习适应没有孩子的生活是一项艰苦的工作，每个人都需要支持，所以不要吝啬日常的鼓励和打气。

历程中的关键节点

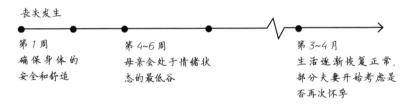

丧失发生

第 1 周
确保身体的
安全和舒适

第 4~6 周
母亲会处于情绪状
态的最低谷

第 3~4 月
生活逐渐恢复正常，
部分夫妻开始考虑是
否再次怀孕

预产期和出生 / 死亡日期： 已故宝宝的特殊日子，其他人可能不记得，但父母可能出现情绪波动。

节假日： 在以欢聚为主题的日子，常常会带来悲痛，对于家中没有其他子女的父母而言，母亲节和父亲节尤其难熬。

再次怀孕： 恐惧情绪可能会再次袭来。"曾经的悲剧会再次发生吗？"

再次孕育新生命的心理准备

经历过围产期丧失后，父母身心倍感痛苦，再次孕育新生命是一个充满复杂情感和心理挑战的过程。对许多家庭来说，下定决心再次怀孕会比第一次有更多的担忧和恐惧，也可能会让内心的哀伤与失落再度放大。父母也许会深感内疚，觉得再度怀孕是对已故宝宝的遗忘和丢弃；父母也许会特别欣喜，但同时又反复思念夭折的宝宝，无法用平和的心态来对待孕育中的新生命。随着孕期越来越长，距离曾经的丧子时刻越来越近，父母可能感到害怕，每一次的孕检都提心吊胆，生怕万一又出现差错。母亲的睡眠、饮食和日常活动都会格外谨慎，心情会大起大落，看着其他女性轻轻松松就能度过孕期，甚至会觉得嫉妒和不公平，或是对丈夫产生抱怨的情绪。这些想法和感受非常普遍，许多经历过围产期丧失的家庭都觉得，再度怀孕后，他们的每一个想法、每一项活动都受到此前丧子经历的影响。

在互助网站上，一些家庭分享了有助于积极面对再次孕育新生命的策略：

○给逝去的宝宝写一封信，讲讲自己内心的挣扎与哀伤。现在，有一个新的小生命即将降临，但自己对他的爱和思念从未消退。

○给腹中新孕育的宝宝写一封信，给他讲讲未曾谋面的哥哥/姐姐的故事，还可以与他分享自己的心情，为什么感到哀伤、兴奋或是害怕。

○记录再次怀孕与此前孕期经历的异同之处。

○采用对你来说有意义的方式纪念逝去的宝宝，例如向慈善机构捐款，在当地寺庙供奉一盏佛灯为他超度，手抄佛经等。

○让身边人知道你的需求，尽可能地让家人朋友陪伴你。

当被问及"这是你第一次怀孕吗？"

无论是产检时医生的职业性需要，还是一起排队孕检的准妈妈们的好奇，以下句子都会反复被问及："这是你第一次怀孕吗？""你有几个孩子？""这是你第一个宝宝吗？"这些敏感的问题对于经历过围产期丧失的家庭来说很难回答，可能引致伤心、生气、内疚、焦虑或不适，但不知情的人根本没意识到这点。

答复这类问题的方式和内容往往取决于提问者是谁以及提问的场合和缘由。如果陌生人在商场里问起，我们或许会直接敷衍了事。围产期丧失是一个较为普遍的情况，但社会大众对这种不幸经历的发生概率和心路历程没有足够的认识，很多时候不过是以一种拉家常的状态来挑起话题而已。所以，除一些必要的场合需要交代以外，回答与否以及回答方式将完全取决于我们自己的心情，没有所谓的对与错。

除此之外，我们还可以提前想好一些答案以应对：

"你能这么问我很感动，但现在我不太想聊和自己怀孕有关的事。"

"不，我之前也有过一次经历，很感激现在一切在顺利进行着。"

"我以前怀过，但宝宝不幸去世了，我现在会经常思念他。"

"我之前有一个宝宝，但他去世了，因为早产。"

"我有两个孩子，但老大已经去世了。"

如果提出这类问题的是专业医护人员，我们无法拒绝回应，需要据实回答。我们最好在面诊同时将曾经经历的情况和此时内心的担忧如实地告知，以获得更为全面的帮助。

"我第一次怀孕时，宝宝去世了，所以今天我特别紧张。"

"我经历过妊娠流产，每次来就诊，我都很紧张，担心又出现跟以前一样的状况。"

"我心里还是会难受，我担心我的难受情绪会影响这个宝宝。你能帮助我吗？"

哀伤有清晰的起点，却没有确切的终点。丧子带来的哀伤永远无法完全消失，它最终会成为我们生命不可磨灭的一部分，但这也是人生不可或缺的重要组成部分。有时候我们似乎被哀伤和回忆完全包围了，而有时可以稍微考虑一下未来的生活，做一些不同的事情。无论怎么样的状态都是正常且自然的。随着哀伤疗愈过程的推进，有一天我们可能突然发现，似乎自己已经有一段时间没有想起宝宝了，或者哀伤的时间变少了，其他许多事情像一束束光照进我们的生活，填充着日常的分分秒秒。不必因此感到内疚，这并不意味着我们遗忘了他们，而是标示着我们在哀伤中成长了。我们将带着与宝宝的联结，带着对彼此的爱与祝福，走向未来。

第
四
章

宠物
离世

现代社会中，领养各种各样的宠物变得越发普遍。在从前，宠物可能仅仅意指用于玩赏、做伴的动物，但是在越来越看重精神需求的当下，宠物被赋予了更多意义，包括缓解精神压力、实现亲密情感沟通，甚至发展依恋关系。"伴侣宠物"一词的出现，恰恰证明了宠物在现代人类生活中的独特价值。由于宠物的寿命往往短于人类，所以几乎所有宠物的主人都会在某一天经历宠物的离世。

第一节　致铲屎官的一封信

养宠物最大的意义，是在养育的过程中，我们懂得了相伴相依的温暖和毫无保留的情感互动。无论给予怎样周全的照料，心怀如何的期望，我们终将面临生命的流逝。如果你是那种会因宠物死亡而陷入深深哀伤和痛苦的人，那么这封信为你而写。如果你现在有一只心爱的宠物，这封信或许可以帮助你更深入地理解宠物陪伴的意义和快乐。

独一无二的它

你和你的爱宠共度了一段特殊又美妙的时光，你会将此永远珍惜并深藏在心底。你们经历了许多欢乐和冒险，这些经历将继续帮助你理解有它陪伴的日子意味着什么。

你们给彼此带来了一种令人难以置信的归属感、目标感和喜悦。你关注它，付出行动满足它，而它总是毫无保留地展现出对你的包容和理解。它似乎总能治愈你的疲惫、不安和焦躁。

它很擅长活在当下——吃了睡、睡了吃、吃了就拉、跑跑跳跳。宠物就应该解放灵魂去体验幸福，关于这一点它从未动摇。在你无法从家人、朋友和同事那里得到稳定的情感联结时，你的爱宠为你提供了心灵的支持。你们共同让彼此的生活充满了小确幸，变得更加轻松和有趣。

你的爱宠不断地提醒你，你是它生命中的唯一，永远不要放弃自己。你与它的日常对话很普通、很平凡，甚至有时是愚蠢的，但它的出现改变了你对生活的看法。没有它的存在，你总是觉得缺少了点什么，整个人变得生硬和隐隐不安。

你的爱宠对你毫无偏见，从不抱怨或不耐烦，并倾听了许多你的秘密。你与它分享的机密是你们之间的特殊约定，一种不容其他人触碰的特殊纽带。

只是，它的生命就是十几年，这不是我们人类能决定的，而是这个物种的天命本就如此。庆幸的是它先离开了，所有的哀伤、难过和想念都由我们自己承担，而不是小小的、傻傻的它去承受。我们可以想明白生老病死，但它不能。它可能在你离开

189

后，会一直等你，一直想你，不明白为什么你再也不出现。所以，可以完整地陪伴它的一生，对它来说就是最幸福的事；对于我们，这也是最安慰的事。在人生的旅途中，得一宝贝，得一陪伴，互不离弃，是作为人类难得的好运气。虽然它已经不在人世，但你爱了它一辈子的时间，它很安乐，你也很圆满。

现在，你有权去感受失去它以后的失落、空虚、愤怒、悲伤和沮丧。在每个铲屎官的生活中，爱宠的离世是令人心碎的。总有些人无法理解你，质疑你是无病呻吟。你也可能会感到混乱、困惑、迷茫，甚至产生了自我怀疑：对一只宠物的死亡感到哀伤是应该的吗？为什么我这么难过，好像心中缺了一个角？有这些感受的其实不止你一个，所有铲屎官丧失爱宠后都会经历这些内心变化。宠物也是我们的亲人，它走了，我们出现哀伤反应是再正常不过的。你与爱宠的情感纽带是独一无二的，这只属于你们两个。

你的爱宠会一直在你的心里，这份思念不会消失。现在，你的任务是去悼念它，去体验没有它时生活的变化。

不应被剥夺的哀伤

无论他人是否理解，你是丧宠后哀伤的亲历者，因此，你拥有某些"权利"，没有人可以轻视或夺走它。下面的九条内容希望能有助于你治愈丧宠创伤，提醒你区分有用的支持和无用／添乱的"帮忙"。

（一）你有权感受各种哀伤情绪

在爱宠离世后，困惑、愤怒、内疚只是哀伤中的几种常见情绪，还有其他感受也可能自然而然地出现，没有对错之分。因你对宠物的疼爱与期待，这些情绪才得以存在。

（二）你有权为爱宠的死亡哀悼

你爱你的宠物，你的宠物也爱你。你们有着牢固而深厚的关系。你完全有权利哀悼这个死亡，你也需要哀悼这个死亡。如果有人对你说："不过是个宠物而已"，请直接屏蔽掉这类声音，尽管说这句话的人也有可能是你的父母。

（三）你有权谈论丧宠的哀伤

谈论你的哀伤会帮助你痊愈，寻找那些允许你倾诉哀伤的人。其他经历过宠物死亡的人通常会在这个时候成为很好的听众。如果你不想说话，你也有权保持沉默。

（四）你有权举办丧宠仪式

爱宠死后，你可以利用仪式的力量来帮助你疗伤。策划一个丧宠哀悼仪式，比如宠物殉葬火化仪式，或者参与网络宠物哀悼小组等。目前国内的宠物殉葬行业正蓬勃发展，你可以通过网络平台找到信誉良好的宠物殉葬服务工作室/公司，举办个性化的宠物丧葬仪式，获取爱宠纪念物的产品服务。请大胆地调用这些资源。

（五）你有权珍藏你与爱宠的记忆

记忆是爱宠去世后留下的最好的遗产之一。与其刻意回避你与它的记忆，不如想办法抓住它们，永远珍惜它们。举个例子，你可以将爱宠生前的照片和视频都剪辑成关于它的回忆录，储存在一个印有它头像的 U 盘中，独自收藏或分享给你信任的人。

（六）你有权按自己的节奏恢复生活

爱宠去世后，你可能不会很快从哀伤中恢复，身体感到疲惫，情绪也会反复。尊重你的身体状况，就如尊重内心的情绪和想法一样。请对自己多一些耐心和宽容，避开对你不耐烦和不宽容的人。你和你周围的人都需要认识到爱宠的离去已经永远地改变了你的生活（因为你的真实生活中不会再有它了）。

第二节　在人生不同阶段发生时

哀伤是一个过程，我们需要给自己更多的时间，去理解丧失。在不同的人生阶段，宠物承载的意义不同，对我们的影响也不同，它们的离世也可能会引致不同的情感和认知反应。下面，我们就从儿童、青少年和老年这三个特殊的人生阶段具体展开。

当儿童面临宠物离世

很多家庭养宠物的初衷是希望它陪伴自己的小孩一同成长。在孩子成长的过程中，由于日常频繁地互动，孩子与宠物之间产生了充分的情绪体验，慢慢建立深厚的情感依恋。一项研究对家中有宠物的 5 岁儿童进行调查，超过四成孩子表示，当他们感到哀伤、焦虑、孤独时，会求助于宠物，对宠物说出自己的秘密。从某些方面来看，孩子对宠物的依恋与对家庭其他成员的依恋并无差别。

孩子通常会非常喜欢与他们朝夕相处的宠物，在长大成人后，最深刻留恋的时光就包括有宠物相伴的日子。如果遭遇宠物的离世，孩子的反应会特别强烈和痛苦。有些孩子会因为宠物的死亡感到愤怒，并对自己或父母产生责怪；有些孩子会因此害怕他们所爱的人也会如此离开。这次丧失经历对孩子未来生活的影响是积极还是消极的，关键在于父母对孩子哀伤的处理。家长在安抚孩子的同时也需要意识到，这是一个难得的机会去教育和引导孩子如何处理在人生道路中必然反复遭遇的丧失。

一些家长认为，应该避免和孩子谈论宠物的死亡，或者用委婉的方式告诉孩子宠物走失等，以保证孩子免受宠物离世的痛苦。事实上，这样的做法后患无穷，孩子在未来某天得知真相时会更加困惑，甚至有被背叛的感觉。

家长怎么做会更好？

○诚实地告诉孩子发生了什么，允许他们表达哀伤。

○如果你也感受到哀伤，让孩子知晓；如果你没有哀伤的感觉，可鼓励孩子说出他们真实的感受，公开表达自己的想法。告诉他们，哀伤不是一件让人羞愧的事。

○如果孩子因为宠物的死而内疚，想办法让他们明白，他们对宠物的死没有责任。

○向你的孩子保证，你以及其他家人朋友并不会因此而死亡。因为宠物的离世可能会给孩子造成很多问题和恐惧。

○如果孩子感兴趣，可与他们讨论更多有关死亡的话题，包括死亡过程和死亡决策等。

○给孩子一个制作宠物纪念品的机会。

○如果孩子愿意的话，为宠物举行一次葬礼，让孩子公开表达他们的哀思。

○在孩子充分完成哀悼前，不要急着领养另一只宠物。这可能会给孩子传达这样的信息：当一个东西死去时，哀伤可以通过一个替代品来解决。

当青少年面临宠物离世

宠物在人们的青少年时期也发挥了重要的作用。随着青少年自我同一性的发展，父母的相对重要性发生改变。青少年开始承担照顾自己的责任，同时也萌发照顾他人的愿望。宠物是一个十分合适的照顾对象，可以帮助青少年进行自我确认且向他人证明自己照顾另一个生命的能力。在与宠物的互动中，青少年发展了自己的认知和社交技能，同时也将宠物看作一个可靠的"伙伴"或支持资源。早期教养过程中形成的依恋模式也会延伸到与宠物的关系上。与宠物分离后，不同的孩子可能会有不同的反应，而当宠物死亡时，这种分离反应的影响达到最大程度。

青少年可能会经历多种形式的哀伤和一段时间的自我反省。此时他们已经发展出了更高级的认知和社交策略，他们会观察身边人的反应，寻找如何处理丧宠的社交线索。有些家庭会为死去的宠物举行葬礼，并邀请亲朋好友来纪念；而一些家庭则会试图忽略宠物的死亡，移除宠物在房子里的所有关联物，然后假装无事发生。这些经历都会影响青少年未来如何应对死亡和丧失。

家长怎么做会更好？

〇让孩子理解哀伤是一种正常的体验，每个人的表达方式不同。理解和认识健康哀伤过程和不健康哀伤过程之间的差异将有助于孩子的积极适应。

〇让孩子花点时间谈谈失去宠物的体验和情绪。尤其是青少年早期，孩子会试图在没有宠物支持的情况下，获取新的自我认同。

〇寻找相关的同辈支持小组，让孩子在安全的空间中分享他们的经历。支持性的环境也有助于青少年重建自我认同，尝试用另一种方式来照顾他人。

〇尝试合适的纪念方式。为已离世的宠物制作一个纪念品，在宠物离世的周年纪念日与孩子举办悼念仪式等，都有助于孩子接纳宠物离世的事实，同时也承认了宠物对孩子的价值。

当老年人面临宠物离世

相对于年轻人而言，老年人关于宠物离世的应对策略会更为有效。一项针对宠物在过去 3 周内死亡的 82 名成年人的研究发现，年龄的增长与躯体或社交功能障碍、焦虑、失眠和抑郁呈负相关，也就是说，年龄越大，由宠物离世引起的身心症状就越少。另一项针对宠物在过去一年内死亡的 409 名成年人的调查发现，年龄越大，对宠物死亡的内疚感越少。出现这种情况可能是因为在宠物离世前，老年人基本上都经历过死亡事件，这些经历成为他们能够有效应对丧失和正确看待死亡的基础。但这并不意味着所有老年人都能顺利地处理因宠物离世而出现的哀伤反应。大量研究也发现，宠物是促进老年人健康行为的主要动力之一，宠物的陪伴和情感支持对于社会支持网络较小的老年人特别重要。家人、朋友仍需对面临宠物离世的老年人多加留意。

我们怎么做会更好？

○对老年人表示关心和理解，让他们知道自己不会独自应对宠物离世的过程。积极地给予温暖和安慰，帮助老年人缓解哀伤和孤独感。

○鼓励老年人回忆与宠物在一起的愉快时光。

○帮助老年人找到其他的社交和娱乐活动，以填补宠物离世后的空缺，包括参加宠物爱好者群体、建立新的爱好或参加社区活动。

○抽出时间，与老年人共同悼念宠物。

第三节　如何安置宠物的遗体

随着科技和医学的发展，人们越发非理性地认为人类已经在生命上取得了高超的掌控力，尤其是在对待其他生灵的生命时。我们无形中觉得，宠物的死亡只是一个错误或意外，似乎本是可以避免或延缓的。这种人为可控的错觉无疑会增加丧宠后的愤怒、自责和内疚感。死亡是一个自然事件，人类不可能超越自然规律。生命既有起点，死亡自然是合乎逻辑的终点。因此，在宠物死亡这件事上，我们应尊重一个生命完整的轨迹。

我们能为它做的最后一件事就是决定如何安置好它的遗体。选择火化、在宠物墓安葬或是委托兽医去打理一切，这些都是完全可以的。无论选择何种方式处理宠物遗体都没有问题，一切基于我们的需求和愿望。我们尊重自己的决定，感激相伴走过的时光，珍惜与它之间的情感纽带。此时任何人的评价都不要紧，好好地安置它的遗体，用恰当的方式来表达我们的感激和珍视，才是最重要的。

很多丧宠人士在积极安排宠物遗体安葬事宜时，痛苦、哀伤的负罪感会暂时地停止蔓延。大多数人面对宠物的死亡，特别是亲眼看着它毫无声息地躺在面前，都会有某种程度的负罪感，觉得自己连一个小生命都保护不了。然而，当我们决定如何以最合适的方式安置它们时，我们就能随之释然。这是当下最正确的事，也是我们能为它们做的最实在的事。

通常我们会对安置宠物遗体作出以下两种选择：

（一）将遗体交给宠物医院，由兽医打理一切事务

对某些丧宠人士来说，自己处理宠物遗体实在太困难了，因此我们需要尊重和照顾自己的想法和感受，请兽医来打理这些

事。此外，我们还能从他们那里获得一些专业建议，帮助我们处理丧宠的哀伤。

如果宠物死于意外，如从高楼坠落或被车撞死等，委托兽医打理遗体可能是更好的选择。因为对于主人来说，看到它们的遗体会产生难以承受的痛苦，甚至有害于身心健康，对宠物的最后记忆也可能变成一种创伤。

但是，国内现有的处理动物遗体的方式并不一定是规范的。将宠物遗体交由宠物医院处理的最大弊端是我们无法控制过程，不知道遗体是否得到了尊重。绝大部分丧宠人士不希望自己的宠物死后被装进塑料袋放到密室里，或者像垃圾一样被扔在垃圾集装箱中。如果选择让兽医来安置它的遗体，记得问清楚他们的处理方式，要求详细具体。

（二）将宠物遗体土葬，或者送往宠物殉葬公司进行火化

能够亲自安置宠物的遗体，将会给主人带来一种"画上了句号"的感觉：我们和宠物之间似乎再无遗憾。有条件的人家可以在后院、后山上土葬，或者寻找相关的宠物殉葬工作室/服务人士进行安排，他们会提供个性化服务。我们可以亲自剪下宠物的一些毛发、指甲，用精致的容器保存收藏，可以为它挑选骨灰瓶，还可以将骨灰做成骨灰晶石，随身佩戴或放置在安全的地方用以纪念。在积极参与的过程中，一种新形式的爱将丰盈我们的内心，让我们逐渐建立和宠物之间的持续性联结。

亲自安葬还能让我们有更多的时间来准备告别。例如，在前往宠物火化场的路上，有位铲屎官买了猫咪生前最喜欢的猫薄荷

玩具，将爱宠的遗体连同玩具一起放进了焚化炉，"我希望它在喵星还能一直带着自己最喜欢的猫薄荷玩具"。随着时间的推移，这种告别的方式将有助于疗愈丧宠的哀伤。因为主人在最后时刻也在照顾自己的宠物，这将形成非常温馨的回忆。我们一直都在为它做着自己力所能及的事情，至死一刻仍是如此。

如果家人不支持，选择自己处理宠物遗体将会面临一定的困难，尤其是把遗体安葬在屋后庭院的某一角落，或是小区内的某个花坛中，则须征得其他社会成员的同意，因他人反对而愿望受挫也会引起更多的不愉快。

埋葬宠物的季节也是需要考虑的因素之一。如果地面结冰，回归大地的安葬就很难立即进行，如果仍然坚持土葬，则涉及如何保存宠物遗体的问题。选择火葬或埋葬在宠物墓地也存在潜在的困难，例如我们所在的区域可能没有宠物火葬场或宠物墓地，或者相关的费用比较昂贵等。

第四节　迎接新生活

我们已经介绍了不同人生阶段面临宠物离世的特点以及宠物离世时需要处理的事务性工作，同时，我们也应该进而了解自己在面临宠物离世时应该注意些什么。当经历过爱宠离世后的空虚、遗憾甚至是自责、愤怒等痛苦以后，在某个时刻，我们可能会突然发现，自己已经向前迈出勇敢的一步，生活似乎在重新回归另一种和谐状态。请允许情绪和注意力的转移，允许自己带着对爱宠的爱和记忆继续生活和成长，这就是自我再生和疗愈的时刻。丧宠的痛苦经历使我们更珍惜曾经的宝贵回忆，也更珍惜生活中与其他生命的相遇相伴。

下面将谈一些常见的迷思和建议。

它走了，不要难过？

在学会长大的过程中，我们也慢慢"学会"对自己的感受撒谎，对负面的情绪避之若浼。20世纪的一项研究表明，孩子成长到15岁时，已经接收到成千上万条关于压抑、难过或哀伤的信息，暗示他们对这样的感受应闭口不提，不能显露人前。

然而，"不要难过""节哀顺变""走出来"这些话实则都传达着错误的观念，与我们真实的情绪体验存在严重的冲突。哀伤是我们人类面对丧失时最正常的情感体验，即使离开的是一只宠物，也能引致我们强烈而深层的哀伤。在丧失中，重要的是这份关系对我们的影响，而不是对象的身份、关系的类型。我们有权感受哀伤，进行哀悼，表达感受，获得支持。

它走了，买个新的来替代？

别人安慰"不要难过"后，有时会跟一句"什么时候再买一只新的就好了"。事实是，当我们刚刚开始为死去的宠物感到哀伤时，匆忙去买一只新宠物似乎能暂时抑制悲伤，但这种决策的负面影响会延续到未来。往后再面临丧失的时候，我们会习惯性认为处理痛苦的最好方法就是简单地再找个替代品。

每一段关系都是不可替代的，永远不要比较或贬低任何的丧失。所有的丧失都真实存在，我们对宠物离世的情绪反应是基于我们与宠物之间的独特关系。正因为每个人都是独一无二的，因此没有完全相同的两段感情，也没有完全相同的对死亡的情绪反应。认真地与每段关系告别，尤其是曾经带给我们温暖和喜悦的关系。

它走了，应该让时间来治愈哀伤？

在哀伤的空间里，"时间能治愈一切"的观念可能比其他任何一个错误观念都要普遍，我们会认为只要过了足够的时间，事情就会发生神奇的改变。想象一下，如果你的车爆胎了，你会期待随着时间的流逝轮胎就会自然复原吗？肯定不会，我们会采取行动，无论是寻找专业支持还是自己更换备胎。单靠时间是不能抚平感情上的创伤的，随着时间的推移，不做处理的哀伤可能会变得更糟。当然，有些处理可能不是直接针对哀伤本身，在日常中专注生活也是一种有效的方式。我们需要慢慢探索适合自己的路径。

我们可以开始哪些行动

（一）识别迷思

回想一下以往发生的丧失事件，无论是丧亲、分手，还是宠物离世，想想当时周围人的反应。我们会发现自己或周围人其实或多或少出现了迷思，以至于真正的疗愈没有发生。一旦意识到这些迷思的误导以及它们为什么不对，我们就能对之警醒，寻找更科学的方式来处理哀伤。请试着用自己的亲身经历来揭穿这些迷思。

（二）去哀悼，去疗愈

表面看来，"哀伤"和"哀悼"的含义是相同的，事实并非如此。就像之前提到的，哀伤是我们对丧失的情绪和身体反应，可以表现为震惊、困惑、愤怒、沮丧、哀伤、焦虑等；哀悼则恰恰相反，它是哀伤的外在表现，且更具主动性。

关于宠物的哀悼有三种比较合适的方式：宠物葬礼、宠物追悼会和宠物纪念（例如制作纪念品或建立纪念网站等）。这些过程中哀伤会反复袭来，但当允许自己哀悼时，我们会有许多意想不到的精神收获。动起来，去思考一下如何策划宠物的葬礼／追悼会，就算只有自己一个人参加。

（三）用书写来纪念永恒的爱

写信是疗愈哀伤的一种特殊方法，是告诉宠物我们有多爱它的一种形式，也是我们对其表达感激的一种途径。表达爱的方式没有对错之分，语言来自内心，灵感来自与爱宠的关系，所有文字将是我们对它们的爱和感激的积累。我们可以道谢、道爱、道歉以及表达任何其他东西，去建立与宠物之间新的联结，帮助自己疗愈哀伤。

最后，我们对以上建议做个总结：

○哀伤和哀痛是对死亡正常而自然的反应。

○不要让任何人决定你该如何感受，也不要自我强求该如何感受。让感受自由流淌，我们既不要评判，也无须尴尬。

○联系其他丧宠的人。通常情况下，另一个同样经历过宠物离世的人可能更能理解你的感受。

○仪式有助于疗愈。葬礼可以帮助你和家人坦诚地表达自己的感受。

○创造遗产。制作关于宠物的纪念品，表达对宠物的思念和爱可以帮助你最终走出阴影。

○照顾好自己。花时间与关心你的人面对面交流，保持健康的饮食习惯，保证充足的睡眠，定期锻炼。

○如果还有其他宠物，请尽量保持正常的生活习惯。因为幸存的宠物也会感到失去同伴后的形单影只，它也在努力适应没有同伴的生活和失落，它们也会因为你的哀伤而更加痛苦。保持日常生活规律，不仅对幸存的宠物有益，也有助于缓解你的负面情绪。

○必要时寻求专业帮助。如果你的哀伤持续不断并影响到正常的社交生活和工作，请寻求专业的心理健康服务支持。

第四篇

我并非孤立无援

丧亲之痛对任何人来说都是巨大的挑战，无法依靠自己的力量度过这段黑暗的日子是很正常的事情。所以，在哀伤超出承受范围的时候，向外界发出求助信号，不是软弱无能，而是必要的自我保护，是充满勇气和智慧的选择。在我们的社交生活中，关心我们的亲朋好友，与我们具有相似经历的同路人，训练有素的心理健康专业人士，都可能为哀伤中的我们提供有力帮助。

第
一
章

亲友
帮助

　　尽管哀伤通常被视为一种内在体验，我们首先会选择自我消化，但并不是所有事情都只能由自己承受，向他人寻求帮助也是明智的举措。实际上，不只有专业人士能够提供帮助，已有的社交圈子里那些在日常生活中经常接触到的人，也可以成为强有力的支持来源。

第一节　我的支持系统

　　日常生活中认识的人那么多，该向谁开口呢？我们可以先停下来想一想，将自己生活中认识的人按照以下类别进行分类。

　　实干者：能够帮助我们处理具体事务的亲友，如帮做家务、维修家电、购置生活用品、准备文件资料、处理财务问题、讨论问题解决方案的朋友。

　　倾听者：具有同理心、愿意倾听的亲友，这些朋友会带着开放心态认真聆听我们的反复讲述，适当的时候给予鼓励和建议。无论他们对我们的经历是否感同身受，都不会轻易提供不成熟的意见，讲道理或批评我们的感受和想法。

放松者：和这类亲友一起活动时，我们能从中获得纯粹的快乐和放松，如锻炼身体、去公园散步、登高望远、看电影或参观美术馆。

破坏者：不管有意还是无心，总有一些亲友在表达关心时会让我们感觉不舒服、被评头论足，甚至被批评或否定。

看完上面的分类后，我们心中或许已经有了一些人选，可以尝试在"我的支持系统"（图 4-1）中填写他们的身份、称呼，以及他们已经提供了的帮助或认为他们可以提供的帮助。

实干者	**放松者**
1. 表弟小东：他会帮忙拿快递	1. 球友老陈：和他打一场篮球很放松
2.	2.
3.	3.
1. 闺蜜小芳：她总能明白我的感受	1. 同事李姐：她总是劝我向前看
2.	2.
3.	3.
倾听者	**破坏者**

图 4-1 我的支持系统

第二节 向亲友表达需要

"我的支持系统"建立好后，万事俱备，只欠东风——就等我们向亲友表达需要了。当我们沉浸在哀伤悲痛中难以自拔，或在逝者离世后的生活中遇到困难时，可以向"我的支持系统"中的亲友寻求帮助。迈出第一步特别需要勇气，请跟随下面这些问题，明晰我们的需要与顾虑，帮助自己更早、更好地走出这一步。

具体事务

在你的日常生活中，有哪些难以解决的事务（如财务问题、工作困境、家庭照顾负担等）？请把它们一一列出：

_____

_____

_____

针对上面列出的每一个事务，你可以向支持系统中的谁寻求帮助？

_____

_____

_____

你希望他们如何帮助你（如提供建议、链接资源、分担照顾负担等）？

_____

_____

_____

想法信念

自从逝者离世以来，你有哪些认知、想法或信念上的困难或困惑（如注意力难以集中、总是责备自己或他人、一些原来坚信的价值观被破坏等）？请把它们一一列出：

_____

_____

_____

针对上面列出的每一个困难或困惑，你可以向支持系统中的谁寻求帮助？

_____

_____

_____

你希望他们如何帮助你（如讨论问题、安慰支持等）？

_____

_____

_____

情绪感受

自从逝者离世以来，你有哪些难以排解的情绪或感受（如难过、焦虑或疲惫等）？请把它们一一列出：

_____

_____

针对上面列出的每一种情绪或感受，你可以向支持系统中的谁寻求帮助？

_____

_____

你希望他们如何帮助你（如认真倾听、陪伴放松等）？

_____

_____

当我们梳理好之后，就可以向亲友们表达我们需要的帮助以及希望他们提供帮助的方式了。我们不能期待某一个人可以满足我们的所有需要，但可以充分利用整个支持系统来帮助我们顺利度过这段艰难时期。感受到被我们信任和需要的亲友们，也会为自己可以提供最合适的帮助而感到自豪和幸福。

我们相信，身边的人会陪伴我们一起，度过每段哀伤的时光。当然，如果还没有准备好，不妨先和自己的哀伤静默相伴。

第三节　拒绝"破坏者"

在社交圈子里，除了充满善意、助人有道的支持者，也有一些"好心办坏事"的"破坏者"。他们可能是"刀子嘴豆腐心"的家人，可能是爱管闲事的亲戚，也可能是难以感同身受的朋友。他们可能期待我们忘掉过去、面向未来，可能希望我们不要过度悲伤，尽早快乐起来，也可能从始至终就无法理解逝者对我们的重要意义，无法感受到我们的失落与悲伤，甚至对我们怀念逝者的方式指指点点。

不管是哪种情况，只要这些亲友的言行让自己感受到了不舒服、不被尊重、不被理解、不被认可，我们就有权利拒绝他们的"关心"。当没有精力"对峙"或"反抗"时，我们可以选择避免跟这些亲友相处，尽可能地减少与其交往。

当然，在远离和拒绝他们的时候，我们的心情会很矛盾和复杂。例如，当接收到一些带着善意却又不经意间刺痛我们的安慰时，我们不知道是否应该当面拒绝；当拒绝与会破坏自己心情的亲戚见面时，我们又会担心这会让彼此的关系变糟。这些状况应该怎么处理呢？

首先，你可以写下让你感觉不愉快但又无法拒绝的人或事。

_____

_____

_____

接着，你可以思考，是什么原因让你不想或不敢拒绝。

_____

_____

_____

然后，你可以阅读下面这些关于拒绝的想法，并思考，如果你用这些想法（或类似的想法）替代原有的想法，情况会有什么不同。

_____

替代性想法小贴士

☑ 我有权拒绝别人的无理要求，有权利说"我不知道""我不在乎""我不喜欢"。

☑ 说"不"是拒绝别人的无理要求，并不意味着我是个不好相处的人。

☑ 说"不"是拒绝别人的某个无理要求，并不意味着完全否定这个人。

☑ 我可以对同一个人提出的一个建议说"好的"，也可以对另一个建议说"谢谢你，但我不需要"。

☑ 合理拒绝并不一定会伤害对方。

☑ 合理拒绝并不意味着双方的关系会破裂。

经过这些思考后，如果你还是觉得拒绝有困难的话，可以在日常生活中逐步对自己进行坚定训练（Assertiveness Training）。

基本坚定：直接使用第一人称"我"来表达自己的态度、感受和需求。如"我不喜欢这种处理方式""我很伤心""我有点生气""这些话让我感觉不舒服""我想一个人静静"。

共情式坚定：先表达对他人感受和想法的认可和理解，再表达自己的感受和想法。如"我知道你想让我快点好起来，但这件事对我来说真的很重大，没那么容易过去，我现在还是挺伤心的"。

涉及表达负面感受的坚定：如果对方的做法让你感受到负面情绪，你可以按照下面的步骤来表达这些感受。

（1）客观描述对方的行为，不要评判或解释，如"你刚才说让我把他（逝者）的东西都送走"。

（2）描述对方行为对自己的影响，要具体清晰，不要太宽泛，如"这对我来说就意味着我和他之间的联系完全被切断了"。

（3）描述你的感受，如"这让我有些害怕和生气"。

（4）表明你的希望，如"我希望可以按照自己的节奏来处理他的东西"。

表达拒绝时语气真诚，语速放缓。无须因拒绝而感到内疚，继而做过多的道歉和解释。

虽然当面拒绝往往效果更好，但有时候也可以通过电话、短信或邮件表达拒绝。

是否拒绝关心、何时拒绝关心、拒绝谁的关心，都是我们的自由，每个人都会有自己的考量。但学会识别与警惕"破坏者"，反思我们对拒绝的误解与态度，在日常生活中进行坚定训练，可以让我们在想要拒绝的时候多一种选择，更有勇气说"不"。

第四节　同路人

同路人也叫同命人，指的是与自己有相似丧亲经历的人。

逝者离世后，我们处于难以承受的哀伤中，却无处可以诉说；感到孤独，却找不到亲友可以陪伴；感到痛苦无望，却没人可以坚定地告诉我们，我们可以一点点好起来；感到手足无措，却没人能有力地帮助我们学会如何在黑暗中前行。这时，我们可以尝试寻找和加入同路人群体，或许有着相似丧亲经历的人才最能与我们感同身受。因为面临相似的问题和困境，也有类似的期望和诉求，所以我们可以相互理解、共同学习、相互扶持，一起勇敢地面对哀伤。

我们可以在一些心理咨询机构或是社工机构找到同路人互助小组，某些街道、社区、居委会等设置的心理咨询服务可能也有相关信息；在网络发达的现代社会，我们也可以在微信、QQ、微博、知乎等社交平台与同路人相遇。

同路人可以是包容情绪的海绵，也可以是与社会连接的桥梁，让我们感到安慰的同时，帮助我们开启新的社交生活。

"我终于不再害怕过年了"

62岁的杨梅退休之前，是北京某小学的一名教师。丈夫走得早，她自己把唯一的儿子拉扯大。可就在退休那年，儿子因为一场车祸离开了人世。

儿子走后，杨梅过了大半年黑白颠倒的日子。她精神恍惚，经常分不清自己是在现实生活还是在梦里。虽然后来情况有所好转，但如何能够重新生活，杨梅仍感到非常迷茫。当想去倾诉的时候，自己和身边的亲朋好友似乎堵着一面无形的墙，别人的安慰也只是隔靴搔痒。每年春节令杨梅感到最为痛苦，别人过的是开心，自己过的是伤感和孤独。

真正让杨梅看到一丝希望的是报纸上的一则消息。报道上说，2008年汶川地震，40岁的施先志失去了14岁的儿子，他唯一轻松的时刻就是到茶馆喝茶。因为那里的"朋友圈"都是在地震中丧子的父母，施先志觉得，大家都是"难兄难弟"的同命人，在一起才有共同语言。

杨梅很快在北京找到了一个同命人组织。她惊奇地发现竟然有不少和她有一样遭遇的父母。该组织的发起人就是一位失独的父亲，他的孩子因心脏性猝死离开人世。这位父亲放下自己原来的事业，致力于帮助失独父母走出困境。组织里有来自五湖四海的人，甚至有一对夫妻，因为孩子的离去而不愿意再待在原来山西那个家，专门在北京租下房子，结识同命人，抱团取暖。杨梅第一次参加活动，看到现场其他的伙伴彼此拥抱，笑着打招呼，她当时就想，也许有一天，我也能这样笑出来。

组织经常举行各种各样的活动，包括喝茶、插花、唱歌、烹饪等，在特定的节日还有聚餐安排。杨梅在这里交到了新的朋友，因为有同样的经历，彼此都更能了解对方的感受，不再担心自己成为"祥林嫂"。尽管有时聊着聊着还会抱头痛哭，但已经不像过去那么绝望无助了。杨梅觉得，曾经暗无天日的生活慢慢拉开一道口子，越来越多的光从这道口子照进来。

那一年除夕，参加完年夜饭活动的杨梅一宿没睡，她重新体验到久违的年味儿，"我终于不再害怕过年了"。

"同质互助"的更多可能性

张莉曾以为她和丈夫会像其他小县城普通的夫妻一样,买了房子,计划备孕,往后就是养育小孩,经营小家,度过忙忙碌碌的一生;而这个貌似平凡的愿望泡泡,却被丈夫的白血病彻底击碎。病情发展得很急,丈夫不到一年时间就撒手人寰。身心俱疲的张莉在处理自己的哀伤的同时,发现周围人看她的眼光也发生了变化。

陆续有些流言传进她的耳朵,有的是说他们买的房子风水不好,有的更过分,说张莉命太硬,克夫。张莉的父母也有些着急了,一边暗示张莉把房子卖掉,一边又张罗着给她介绍相亲对象。张莉也曾考虑过出外打工,躲避一段日子,但考虑到父母年迈和疫情的影响还是留了下来,但不被理解的焦灼时时刻刻折磨着她。

一次偶然的机会,张莉加入了一个丧亲的QQ群。在这里,她遇到了和她有类似经历的网友。更重要的是,群里各项活动让她对自己的现状有了更清楚的认知。线上读书会通过朗读、交流的方式来学习包括《浴火重生》《疗愈失亲之痛》《十二堂生命课》等哀伤疗愈类的书籍,张莉对哀伤逐渐有了系统性的了解,并认识到自己正处于被污名化的哀伤之中。每日的烹饪分享让张莉重新调整自己的饮食习惯,把更多注意力放到自己的日常生活。张莉还与两位网友交换了电话号码,定期打电话进行交流沟通,互相鼓励打气。她觉得这些网友们更能接纳自己的情绪,有更耐心的倾听和更深入的理解,这是她原有的生活环境难以给予的。"自己不好，就全世界都不好；自己好了，就全世界都好。"她能感受到这句出自同命人的话语里包含了多少力量和爱。

线上自由表达的空间和来自同命人的支持，使张莉逐步恢复了自己的底气，曾经因为别人的话语产生的自我怀疑也慢慢消散。"目前我还不会卖掉自己的房子，这个房子有我们温暖的回忆，我愿意继续在这里生活。当然，我也不会拒绝生活出现别的可能。"张莉认为，这段经历使自己对生死有了与众不同的思考，这得益于那个坚定的大后方，她也愿意继续留在那里，为新来者发挥自己的一点光亮。

第二章

专业
帮助

在本书第一篇《亲友离世后的哀伤》中，我们对亲友离世后可能出现的一系列反应做了详细介绍。例如，在情绪上可能表现出抑郁、悲伤、内疚、恐惧、否认或是对外界和未来的焦虑等；在认知上可能主要表现为反刍思维，比如丧亲者可能会反复思考自己当初如果做了某些行为或没做某些行为，结果是否就会不一样；而在行为上，则可能表现为烦躁紧张、疲惫、社交退缩、过度活跃，抑或是回避谈及逝者等。这些是大多数人在丧亲后会经历的正常反应，不必急于压制或与之对抗。

但如果在亲友离世 6 个月后，这些反应仍持续存在，且没有减轻迹象，那么我们可能就该考虑自己是否需要寻求专业的支持和帮助了。如果仅仅是持续存在哀伤反应，那可能需要考虑自己是否出现了延长哀伤障碍。而有的时候，在哀伤反应持续的同时还可能伴有创伤后应激、抑郁和焦虑等问题，我们需充分了解这些症状，以便及时识别和进行后续应对。

国内研究表明，经历亲友离世后，大多数人只会向朋友、父母或伴侣求助，只有不到两成的人会寻求专业人士的帮助。这意味着寻求专业帮助其实并不是大多数人的选择，甚至大家根本就没有意识到还有这么一个选择。这当然是可以理解的，但当自己或亲友的反应已经明显超过正常限度或影响生活时，我们也应当知道可以去哪里接受专业的支持。在我国，我们可以求助的专业人士包括在医疗机构工作的精神科医生、心理治疗师，在中小学和高校工作的心理老师、心理咨询师，在社会民营机构工作的心理咨询师、社会工作者，以及由部分高校、医院或公益组织运营的心理危机干预热线电话。

那么如何判断亲友离世后自己或亲友的反应是否超过正常限度呢？我们将逐一介绍一些常见问题。

第一节　自杀想法或行为

在生命的旅途中，我们不可避免地会经历一些重要他人的离去。哀伤，如同一位沉默的旅伴，陪伴我们走过这段艰难的旅程。然而，当哀伤的阴影开始蔓延，当自杀的念头悄然滋生，我们便站在了正常哀伤与心理危机的十字路口。

当我们认为自己当前的人生境遇和心理状况是无法摆脱、无法忍受、无法终止的时候，可能会把自杀当作摆脱当下遭遇的唯一方法。虽然事实并非如此，在本书第二篇《允许自己没那么快好起来》中我们提到了很多方法来应对当前的痛苦；但是，学习和使用这些方法的前提是让自己先活下来，不做出让自己追悔莫及、让其他亲友伤心欲绝的决定和行为。

以下是一些典型的与自杀想法或行为相关的表现，如果我们当前的状态恰巧符合，就需要格外警惕：

悲观或绝望：对未来没有希望，认为问题无法解决，情绪持续低落、消沉，失去对日常活动的兴趣和动力。

出现死亡或结束生命的念头或想法：频繁地想到死亡，开始规划如何结束自己的生命。有时，不一定是自己主动结束生命，而是希望"自己睡着了不再醒来""有人来拿走我的生命"等。

行为的变化：开始整理个人物品、写遗嘱、分发财物、突然向亲人表达具有告别意味的话，或者忽视自己的卫生和外表，不再关心自己的饮食和健康；开始出现回避亲友的倾向，大量减少社交活动；甚至不再克制一些高风险的行为，比如酗酒或滥用药物。

生活习惯的改变：睡眠模式的改变，如持续失眠或嗜睡；食欲的剧变，如进食过多或食欲不振。

这些表现并不一定会出现，也不一定会全部同时出现，而即便出现了，也并不一定意味着我们一定会采取自杀行为，但这些都是重要的警示信号。

自杀想法和行为也具有复杂性，它的诞生涉及多种因素，包括个人特质、心理健康状况、社会环境和生活事件等。尽管任何人都可能有自杀的风险，但研究表明，具有以下特征的人可能面临更高的自杀风险，如果我们符合其中几项，可能需要更加关注自己的状态。

既往精神病史：患有抑郁症、双相情感障碍、精神分裂症、焦虑障碍以及某些人格障碍（如边缘型人格障碍）的人更容易有自杀的念头或尝试自杀。

物质使用情况： 酗酒或药物依赖问题可能导致认知功能受损，从而增加冲动性，降低对自杀行为的控制力，加剧个体的自杀风险。

自杀史和家族自杀史： 曾经尝试过自杀的人，或家族中曾经有人自杀或尝试过自杀的人，自杀风险也会更高。

经历重大生活事件： 经历过创伤性事件，如性侵、身心虐待、丧亲或亲密关系破裂的人，自杀风险更高。如果逝者是因为自杀而离世的，也可能增强我们的自杀意念。

社交孤独： 缺乏社会支持网络可能导致我们感到孤独和被抛弃，还可能导致我们在遇到困难时缺乏寻求帮助的对象和途径，从而增加自杀风险。

年龄： 虽然所有年龄段的人都可能自杀，但青少年和老年人是较为脆弱的群体。

及时寻求帮助是预防自杀的关键。如果你觉得自己正处于想要结束自己生命的危险之中，向家人、朋友或专业人士寻求支持至关重要。当自杀想法特别强烈，你感觉到就快无法控制自己下一步行动的时候，拨打心理危机干预热线电话是最快捷的自救方式。请记住，有了求助的积极行动，就有预防悲剧的希望。

第二节　延长哀伤障碍

2019 年，台剧《想见你》火爆全网。剧中女主角因为一场空难失去了她深爱的男朋友，由于太过思念，时隔两年后女主角仍然沉浸其中，即使身边其他人一再强调男友已经死亡的事实，她仍然活在过去的世界里，家里的装饰保持和原来的一模一样，床上也留了两个枕头，每次女主角只睡一边，另外一边留给男友……

很少有人能确保自己可以坦然面对至亲的离世，但一般来说，随着时间的流逝，哀伤中的伤痛会慢慢淡去，留下永不消逝的哀思，"哀而不伤"。然而在剧中，女主角在失去男朋友后深陷否认、愤怒、悲伤等痛苦情绪，久久无法直面和承认男友死亡的事实，无法开启新的生活，这些都是典型的延长哀伤症状。研究表明，虽然大多数人可以依靠自身资源和社会支持度过急性哀伤期，并实现整合性哀伤，但仍有大约十分之一的丧亲者可能无法顺利实现过渡，从而发展为延长哀伤障碍。

如果在亲友离世超过六个月或一年后，我们仍然对逝者存在强烈的渴望，脑海中无时无刻不被逝者所占据，并伴随着强烈的情感痛苦，就需要格外警惕。以下为一些典型表现：

对逝者仍然存在强烈的渴望和持续不断的思念。

思绪总是围绕着逝者、逝者死亡时的情形或死因，很难专注于其他事情。

经常体验到悲伤情绪，常常会难以自抑地哭泣。

经常表达或体验内疚情绪：我们可能会反复回想与逝者最后一次互动的情景，对没有说的话或未完成的事情感到自责；也可能会认为自己在逝者生前没有尽到足够的关爱或支持，即使这些想法并不完全基于事实。

经常产生愤怒情绪：我们可能会对逝者产生愤怒，因为觉得逝者"抛弃"了我们，也可能会对自己、医疗专业人员、上帝或其他任何我们认为与逝者死亡有关的人或事物感到愤怒。

过分自责：固执地认为逝者的离开是自己一手造成的，可能经常会说"如果不是我偏要他出门，他就不会出意外""为什么我不早一点阻止他呢？"

难以接受死亡或不断否认逝者死亡的事实，认为逝者还活着，以至于无法进行正常的哀悼活动：例如妻子在丈夫去世后仍然继续每天为他准备餐点，保持他的衣物整洁并放在衣柜里，甚至在夜晚为他留着门外的灯，等待他的归来，或拒绝参加任何纪念仪式或接受慰问。

感觉失去了一部分自我：比如嘴里或心里常念叨"我好像不完整了""我觉得我缺少了一部分，而那部分曾让我感到完整和快乐"。

感觉生命变得毫无意义：我们可能会感到自己的生活目标和梦想因逝者离世而消失，对未来感到悲观，同时伴随自我价值感的下降，开始质疑自己的存在价值和生活的意义。

难以回忆起对逝者的积极记忆：比如尽管我们与逝者拥有许多美好的共同回忆，但每当尝试去回想与逝者一起度过的快乐时光时，脑海中总是首先浮现出逝者的病痛或去世的情景。

无法体验积极的情绪：比如可能会在社交场合中发现自己无法与他人共鸣或无法享受与朋友共度的时光，即使这些活动过去是我们喜欢并让我们获得快乐的。

出现情感上的麻木：即在通常会引起情感反应的情境中，比如在欢乐的社交活动中或在面对悲伤的新闻时，我们也可能几乎没有或完全没有情感反应。

难以适应没有逝者的生活：比如变得回避与朋友和家人的社交活动，因为这些活动可能会让我们想起逝去的伴侣。

难以信任他人：我们可能由于丧亲而出现安全感和信任感的缺失，以及对未来可能再次经历这些情形的恐惧，产生一种对他人的不信任感或怀疑感。

产生了强烈的孤独感：我们周围尽管可能有家人和朋友的陪伴，但仍然可能会感到一种无法言说的孤独。比如当我们回到没有逝者的家中，就会想起与之共度的时光，抑或是在家庭聚会或社交活动中，我们可能也会感觉自己像是一个局外人，无法真正地与他人联结，无法与他人分享内心的痛苦和失落。

烟草、酒精和其他物质使用的增加，希望借此缓解自己的痛苦情绪。

出现自杀想法和行为，比如想要去陪逝者，或者想要结束痛苦，一了百了。

当我们在过去一个月中几乎每天都会出现上述一种或多种情况，而且已经严重影响到日常的学习、工作、家庭生活和社交生活时，请务必寻找专业人士进行评估并制订下一步的帮助计划。

㉄ 哀伤延长到什么程度可能是有问题的？

㊤ 世界卫生组织在《国际疾病分类（第11版）》（ICD-11）中针对延长哀伤障碍的病程标准是六个月，但可根据丧亲者所处文化环境或宗教信仰有所调整；而由美国精神医学学会出版的《精神障碍诊断与统计手册（第五版）》（DSM-5）中针对儿童青少年的病程标准是六个月，成人则是一年。具体是否符合延长哀伤障碍的诊断，需要由精神科医生进行临床访谈才能确定。

在中国文化中，悼念逝者是流传了数千年的传统，我们也发展出了一套相对成熟的祭日时间点，例如头七、三七、七七、百天和周年，同时也会在每年的除夕、清明节、重阳节、冬至等传统节日进行祭扫、烧纸等悼念活动。虽然还没有确切的研究结果，但或许可以通过这些传统时间点推断，生活在中国文化里的丧亲者的适应时间可能是一年左右，大部分人一般能在这个时间段内慢慢接受亲友离世的事实，并整合自己的哀伤。在往后的日子里，生者会带着对逝者的思念继续生活，并不时在一些特定的时间节点悼念逝者。

问 如何判断是否影响了正常生活？

答 比如，之前自己很乐于打扫房间，但现在家里乱得一团糟；或是一改外出与人社交的习惯，经常把自己封闭在房间里；又或是因为哀伤而无法进行以往能正常开展的工作和学习等，这些都是社会功能受到影响和损害的表现。如果只是容易在特殊的场合、特别的日子里"触景生情"，平时可以把自己和家人照顾好，把生活过得有滋味，这样的哀伤反应则是正常的。

第三节　创伤后应激障碍

亲友离世后，我们内心可能会承受巨大的痛苦，时常不由自主地回忆起当时的情景，或者走向另一个极端，极力避免回忆或讨论与其有关的话题。在这个过程中，我们往往还会体验焦虑、恐惧等情绪，以及心慌、呼吸急促、手抖等身体反应。尤其是因意外丧亲时，我们在亲眼目睹亲友的离世之后，极有可能出现强烈的创伤后应激反应。如果一个月内未能恢复，甚至影响到了正常生活、家庭生活和工作学习，则可能发展为创伤后应激障碍。

如果在亲友离世一个月后，我们仍然出现以下反应，需要格外警惕罹患创伤后应激障碍的风险。

与创伤性事件有关的侵入性症状：出现对创伤性事件反复的、非自愿的和侵入性的痛苦记忆；反复做与创伤性事件相关的痛苦的梦；出现闪回等解离性反应而再次体会到创伤性事件发生时的感觉；当出现与创伤性事件相似或象征性的提示时，产生强烈或延长的身心反应。比如，一位因车祸失去妻子的丈夫可能在白天或夜晚突然陷入真切的回忆，包括碰撞的声音、闪光的车灯和身体的撞击感。这些回忆可能无法控制地涌上心头，让他感觉就像又置身于车祸现场。

回避与创伤性事件有关的刺激：我们努力避免与创伤性事件相关的痛苦记忆、思想或感觉；努力避免能够触发创伤性事件相关痛苦的外部提示（例如，人物、地点、对话、活动、物体、情境）。比如，一位孩子溺水身亡的母亲可能拒绝讨论任何关于水的话题，回避与水有关的电影或纪录片，甚至在纪念日避免接触水。

与创伤性事件有关信念或感觉的负性改变：无法记住创伤性事件的重要方面；对自己、他人或世界的持续和夸大的负面信念，例如"我是不好的""没有人是可以信任的"或"世界是完全危险的"；对创伤性事件原因或后果存在扭曲认知；持续的负面情绪状态，例如恐惧、愤怒、内疚或羞愧；对重要活动兴趣的明显减弱；产生与他人隔绝的感觉；长期无法体验到积极情绪。

比如，一位经历灾难救援的急救人员可能会无法回忆起救援中的一些关键瞬间，并且产生对自己能力和价值的质疑，因为觉得自己没有救助更多的人而产生严重的负面情绪，对周围的世界失去信任，远离曾经热爱的活动，回避与亲朋好友的社交，感到麻木和空虚。

与创伤性事件有关的唤醒和反应性改变：对轻微或中性的刺激做出激惹性行为或者爆发式的愤怒反应；出现不顾后果，可能对自己或他人造成伤害的行为；对外界过度警觉或过分的惊吓反应；注意力无法集中；难以入睡或维持睡眠状态。比如，曾经与朋友一起被抢劫，而朋友因此丧命的人，可能会在公共场合保持高度的警觉性，时刻注意周围的人和环境。他可能会在人群中感到紧张，对突然的声音或动作作出过度的反应，可能会突然跳起或寻找安全的角落。他夜间可能难以入睡，常常被梦魇惊醒，随时准备应对潜在的威胁。

当以上四种情况同时频繁出现，而且已经严重影响到了日常的学习、工作、家庭生活和社交生活时，请务必寻找专业人士进行评估并制订下一步的帮助计划。

第四节　抑郁障碍

丧亲之痛，如同一场突如其来的暴风雨，无情地袭击着我们的心灵。在这场风暴中，悲伤和失落感常常伴随着我们，它们是正常哀伤过程的一部分。然而，当这些情感转变为持续存在的抑郁症状时，就可能成为我们适应之路上的障碍。

当我们发现自己出现了以下迹象时，则需要格外警惕罹患抑郁障碍的风险。

出现持续的悲伤、绝望或情绪低落：我们对自己的生活感到沮丧、没有希望或乐趣，甚至连做一些日常的活动都没有精力，还可能出现无法控制的哭泣。

对平常感兴趣的活动失去兴趣或乐趣，甚至对一切事物都失去兴趣：比如当被邀请去做以前喜欢做的事时，可能会说"没兴趣""不想去""没意思"等。

显著的体重、食欲改变（增加或减少），或出现睡眠问题（失眠或睡眠过多）：明显的体重减少可能是因为我们没有食欲，反之则会出现体重增加，这可能是因为我们希望通过过度进食来缓解情绪。我们还可能会经历失眠、早醒或者早醒后无法入睡。

自我价值感降低，进行自我责备：我们可能会感到自己是无用的、无价值的，或者觉得自己是个失败者。比如会对过去的决策和行为感到后悔，或觉得自己给身边的人或社会造成了负面影响。

注意力和集中力下降，思维迟缓或困难：我们可能会发现自己难以集中注意力，思维迟缓，无法作出决策，甚至可能出现记忆问题。比如当别人叫你吃早饭时，你突然听不懂别人讲话，可能要反应一会儿才能明白别人所说的话是什么意思。

明显的行为变化：比如以前干净整洁的人，忽然变得邋里邋遢、蓬头垢面；或者以前逻辑清晰的人，最近思维特别混乱。

容易疲劳：就算一天什么都没做也会感觉疲惫；即使只是进

229

行本能的动作时也会觉得精疲力竭。以吃饭为例，你可能需要进行动作分解：站起身，走到饭桌，坐下，拿起筷子，送到嘴里，咀嚼一下，咀嚼两下。

出现自杀的想法和行为： 自杀想法有时比较顽固甚至反复出现，并且对自杀行为进行了一些计划。

抑郁症状是一系列心境不良的集中表现，包括兴趣减退、情绪低落、睡眠失常、疲劳感、进食失常、自卑感、注意力集中困难、精神运动迟缓等。研究表明，从童年到老年的整个生命历程中，亲人的意外死亡是抑郁症发病的常见诱因。如果抑郁症状达到一定标准，就可能会发展为抑郁障碍，即人们常说的抑郁症。"三低"，即情绪低落、思维迟缓、意志活动减退，是抑郁症的核心症状，而重性抑郁障碍和持续性抑郁障碍（或称恶劣心境）则是其中比较常见的两种。

我们可以尝试根据自己近两周的表现与以下标准进行比对，对是否符合重性抑郁障碍作一个更准确的判断：

○几乎每天的大部分时间都会感到悲伤、空虚、无望，或者无法自抑地流泪。

○几乎每天都无法感受到活动的兴趣或乐趣。

○在未节食的情况下出现体重的明显减轻或增加，或者食欲出现明显的减退或增加。

○几乎每天都失眠或睡眠过多。

○几乎每天都出现坐立不安或反应迟钝的情况，且能够被他人观察到。

○几乎每天都感到疲劳或没有精力。

○几乎每天都认为自己毫无价值，或感到与现实情况不匹配的过度内疚。

○几乎每天都存在注意力不集中或犹豫不决的情况。

○反复出现死亡的想法（而不仅是恐惧死亡），反复出现没有特定计划的自杀观念，或有某种自杀企图，或有某种实施自杀的特定计划。

○这些症状造成了心理上的痛苦，或导致社会、职业或其他重要功能方面受到损害。

我们也可以尝试根据自己近两年的表现与以下标准进行比对，对是否符合持续性抑郁障碍（恶劣心境）作一个更准确的判断：

○一天的大部分时间都感觉到悲伤或者空虚，情绪低落，很难感受到开心等积极情绪，还可能经常流泪。

○发现自己胃口不好或者吃得太多，失眠或者睡得太多，没有精神，容易感到疲惫，难以集中注意力或者很难作出决定，变得与以往不一样。

○自尊心下降，可能经常责怪自己，认为自己不好，对生活感到无望。

○以上情况持续了两年（儿童或青少年为一年），并且在这两年内情况好转的时间不超过两个月，也影响到了日常的学习、工作、家庭生活和社交生活。

无论是重性抑郁障碍还是持续性抑郁障碍（恶劣心境），仅仅靠硬撑、坚强、看书、自我开导、与其他有相似经历的人交流等自助的方式让自己好起来非常困难。就算这一阵扛过去了，问题还是没有得到根本解决，下一阵很快会出现。我们对自己"最终会好起来"的信心也会逐渐淹没在这一次又一次的抑郁浪潮中。当意识到自己的情况与上面提到的表现比较符合时，请务必寻求精神科医生、心理治疗师的帮助，或者拨打心理危机干预热线电话获取最符合自身情况的建议。

第五节　焦虑障碍

亲友离世后，焦虑情绪往往会如影随形，它是我们内心深处对未知和害怕失去的自然反应。然而，随着时间的推移，这种焦虑感是逐渐减轻，还是越发强烈，成为我们需要关注的问题。同时，亲友离世带来的生活变化，比如经济压力、家庭矛盾等，也可能形成新的压力源，令我们倍感焦虑。大量研究表明，有10%~20%的人在亲友离世后出现了较明显的焦虑症状。广泛性焦虑障碍是我们在亲友离世后较大可能面对的一种焦虑障碍。

当我们发现自己出现了以下迹象时，就需要格外警惕罹患广泛性焦虑障碍的风险。

多虑和过度担忧：我们可能会过度担忧各种事情，无论是大事还是小事，包括平常生活中的细节。我们难以停止或控制这种担忧，即使在实际并没有明显的威胁或风险的情况下，也会持续感到紧张和担忧。

焦虑的范围广泛：我们的焦虑不是来源于某个特定的事情，而是广泛地涉及生活的各个方面。比如可能担心自己的工作、学业、健康、人际关系等方面。

身体症状：我们可能经历身体上的症状，如神经紧张、容易疲劳、肌肉紧张或颤抖。同时睡眠可能受到影响，可能会出现入睡困难、睡眠不深或易醒等问题。

注意力和集中力障碍：我们可能难以集中注意力，注意力容易分散，思维常常困扰于担忧和焦虑，导致难以完成任务或作出决策。

我们的这种疑虑和焦虑状态持续了较长时间，至少连续六个月。

我们还可以尝试根据以下标准对是否符合广泛性焦虑障碍作一个更准确的判断。

○过度担忧和焦虑各种事情，这种情况几乎每天都会发生，持续至少六个月。

○难以控制或停止这种过度担忧。

○过度担忧和焦虑不仅限于某个特定的事情，而是广泛地涉及各个方面的生活，如工作、学业、健康、人际关系等。

○在过度担忧的同时，还可能伴随这些症状中的至少三个：神经紧张或不安，容易疲劳，注意力难以集中，易激惹，肌肉紧张，出现睡眠问题，如入睡困难、睡眠浅、易醒等。

○由于焦虑、担忧或躯体症状而产生身心上的痛苦，或导致社交、职业或其他重要功能方面的损害。

与抑郁不同，焦虑会促使我们积极行动——不管是寻找对所担忧事情的解决办法，还是寻找缓解焦虑的应对方法。不过，当焦虑严重到一定程度时，我们行动的效果会大打折扣，甚至会延误让焦虑好转的时机。因此，如果你感觉到仅靠自己的努力去驾驭焦虑已经非常吃力时，请不要害怕寻求专业帮助。你的改变动力，加上方向正确的努力，会事半功倍。

总而言之，亲友离世是一件极具威胁和影响力的压力性事件，由此产生的情绪反应的深度、广度和复杂度只有经历过才能真实体会。学习、体验和完成哀伤这门功课虽然有时候看上去是自己一个人的事，但当一个人应付不来时，积极寻求外界的专业支持也不失为一种精准、有效且体现我们勇气与智慧的应对方式。不管这条路有多艰难漫长，总有人愿意为你伸出双手、张开怀抱，与你一起共同经历。

第五篇

面对丧亲者
我们怎么办

第一章　　　　　　　　　　帮助朋友

　　佛经里有个典故，一位妇女的爱子不到一岁就病逝了，她去求佛陀帮助她的儿子活过来。佛陀让这位母亲挨家挨户去收集荠菜种子，而且这些家庭必须没有亲人离世。这位母亲走遍了整座城，却没有带回符合要求的种子，哪怕是一粒。

　　这个故事告诉我们，生命的流逝是自然规律，不断有新生命出生，自然也不断有人离开。我们在一生中不但无法避免面对自己亲人的逝去，也会不止一次地经历身边朋友亲人的离世。当朋友处于人生的艰难时刻，我们该怎么表达关心和支持呢？我们可能会不知所措，生怕说错或做错了什么。而且，朋友的亲人也可能是我们熟知的人，我们内心也会被触动，产生复杂的情绪。这种情况下，怎么为朋友提供帮助是一个需要谨慎处理的问题。它不仅涉及我们哀伤的表达，还关乎与朋友的情感互动，更包含对逝者及其家属的尊重。

第一节　帮助时机

　　丧亲适应的过程极其复杂，每个人处理哀伤的方式和节奏都不同，即使是同一个人，在不同的时期，其感受也会有明显的差异。我们作为丧亲者的朋友，学会识别帮助时机，可以在最大程度上给予朋友适合的支持，避免不必要的干扰给他们带来新的压力。如果在不适宜的时候提供帮助，可能会让朋友感到不适，反而造成负面影响。下面以时间为线索，对朋友所需要的帮助内容进行梳理。

最初几天

如果朋友刚刚经历丧亲，正处于急性哀伤期，他们会处于极大的痛苦中，但外在反应却不尽相同，有人痛哭流涕，有人则特别克制。我们可能会感到开口谈论死亡非常困难，也可能认为谈论其他话题可以帮助朋友分散注意力。然而，回避丧亲话题并不是表达支持的最佳方式，尤其是对于表现得异常平静的朋友，我们需要勇敢地直面他们的丧亲事件。

我们可以直接说：

"我听说了你父亲去世的消息。"

"我不知道该说什么。"

"我无法表达我有多么的遗憾。"

"我一直都在，如果你需要，随时找我。"

尽量避免说出下面这些话：

"我听说你家好像发生了什么事。"

"节哀顺变。"

"时间可以治愈一切。"

"你要勇敢。"

"别想了。"

"他去了一个更好的地方。"

"他希望你能快乐幸福。"

我们采取直截了当的态度是在向朋友表明已知晓此事，并愿意提供支持和帮助。尽管那一刻可能会使朋友流泪，但坦诚的表露能使之后的沟通更加顺畅。我们不必太急于说更多安慰的话，因为对于处于极大悲痛的朋友来说，这些话听起来很空洞，且让他们感到更无力。此时默默的共情比任何动听的语言都更加管用。

同时，亲人去世涉及许多具体事务，如给逝者办理死亡证明、告知外界逝者的死讯、筹备葬礼等，都急需进行处理。我们可以在征得朋友同意的前提下，协助他们处理这些繁杂的事务。

葬礼时

葬礼是一种联结和告别的仪式，除了开诚布公地告诉他人逝者已矣的信息，它也提供了一个安全的空间给丧亲者表达和分享感受。在葬礼上，所有哀悼者聚集起来向逝者道别，丧亲者有机会获得亲朋好友的关怀和慰问，亲朋好友也可以由此传递对逝者的思念和哀悼之情。

出席朋友亲人的葬礼，就是表达对朋友关心的重要表现。在出席葬礼时，需要注意以下事项：

○着装要得体，尽量选择深色系（黑色、深蓝、深灰）的正装。

○葬礼上不宜大声喧哗或打闹。如果带孩子出席，须提前提醒孩子注意事项。进入现场前，手机调至静音或振动模式。

○给朋友一个拥抱，握握手，或轻轻拍拍肩膀。这些细节实际上都是在传达对朋友的支持和对逝者的尊重。

○如果实在无法出席，我们可以通过献送挽联、鲜花、花圈、祭文等来表达对葬礼的重视。这些举动都在告诉朋友，他们并不是孤独地承受着丧亲之痛。

有人分享过这样一个故事：她的父亲在世时是一名教师，去世后的葬礼上，来了一位年轻人，自称是她父亲的学生。这位年轻人在灵堂的角落默默坐下，整整待了一小时才走，走的时候对这位女儿说："您的父亲是位好人，是个好老师。"她和家人都感动得说不出话来。这位年轻人以自己实际的行动，表达了对逝者最崇高的敬意，也给予了家属莫大的安慰。

持续支持

葬礼提供了一个场合，让亲朋好友到场为逝者哀悼，向家属慰问。但是葬礼之后，大家纷纷离开，这可能会让丧亲者感到更加孤独。葬礼的结束并不意味着丧亲者哀伤的结束，哀伤过程仍然会持续一段时间，甚至是很长的时日。

我们可以时不时地拜访朋友，与他们聊天，用心倾听他们诉说；也可以帮助他们打扫卫生、分担家务，或是购置生活用品，分享一些好吃的食物等。单纯的陪伴放松就是很好的疗愈，例如陪他们去看一场电影或者散散步。哪怕只是简单的问候，也可以让朋友倍感温暖，觉得自己并没有被人遗忘在哀伤之中。

周年纪念日或特殊日期

哀伤没有一个时间表，周年纪念日、逝者生日、离世的日子，或者春节、中秋等团聚的日子，都是哀伤反应出现的高峰期，更容易让丧亲的朋友感到情绪波动，尤其是在事件刚发生的前一两年内。我们可以在这些日子来临之前，提前询问朋友的情绪和身体状况，也可以在当天陪伴他们做一些怀念逝者的活动。我们要认识到朋友的特点和偏好，根据他们发出的信号来确定他们的需求，以帮助他们顺利度过特殊的一天。无论采用何种方法，表达真切的关注，随时准备共情倾听，对朋友都是有效的支持。

通过付出自己的关注和爱心，我们得以见证朋友走出幽谷的过程，自己也能从中获得新的启发和成长。我们不需要也做不来一个"全能者"，更重要的是了解自己最适合提供哪种帮助。以下提到的几种帮助内容，都是朋友丧亲期间的普遍需要。只要能有效提供以下任何一种帮助，对朋友来说就已是雪中送炭。

第二节　处理事务

不同的人在丧亲之后需要的帮助也会不同。有些人希望独自处理情感，过早的介入会令他们感到被打扰；有些人则需要更紧密的社交和更频繁的支持。有些人会找朋友诉说自己内心的感受，而有些人喜欢自己一个人静静地待着。有些人会乐意接受朋友主动与自己谈论丧亲，但有些人内心可能不喜欢与朋友甚至家人来讨论这些事。因此，如果自己很想提供帮助，但是朋友不想谈论丧亲感受，或者我们并没有做好准备去进行深入交流时，不如尝试从实际事务入手，为朋友提供生活上的具体支持。

我需要注意什么

切忌未经允许直接上门提供帮助，这会让朋友感到不被尊重。我们可以在提供帮助前通过发信息或打电话的方式联系朋友，提出我们想要到他们身边提供帮助的意愿。

要注意帮助时机，不要迟迟没有反应，等到半年或一年后再给予的"关心"已经没有意义了。具体的帮助时机可参考本章第一节《帮助时机》。

尽量不要提出这类问题："请告诉我需要为你做哪些事。"这很难回答，如果朋友正处于非常哀伤的时期，可能不知道自己需要什么。

要注意朋友的重大决定。在急性哀伤期，丧亲者情绪极其不稳定，也难以保持理性状态，所以我们尽量提醒其避免去作对生活会有长期影响的重大决定。

我可以做到什么

想象我们处于朋友的境况，在葬礼上可能需要什么帮助？

（可以是帮助分发葬礼上需要的香、招待亲朋好友、登记……）

_____

_____

_____

　　想象我们处于朋友的境况，在最近的日常生活中可能需要什么帮助？（可以是购买用品、做饭、打扫卫生……）

_____

_____

_____

　　想象我们处于朋友的境况，在照顾孩子方面可能需要什么帮助？（可以是帮忙看顾孩子、接送孩子上下学、辅导孩子功课……）

_____

_____

_____

第三节　共情倾听

　　"亲身陪伴与聆听，比任何想说的话更有力。"

——黛比·邓（Debbie Tung）

　　一个人失去亲友后，会纠缠于许多强烈并且痛苦的情绪——愤怒、内疚、悲伤、孤独——这些负面感觉可能压垮一个人。此时，我们的朋友需要一个自由表达自己感受和情绪的空间，无论多么疯狂或者古怪，都不用担心被质疑和评价。我们能做的，就是尝试制造这样的安全空间，尽量代入朋友的处境，站在他们的角度思考问题，陪伴他们度过这段艰难的时光。

我们也会有许多担忧，不知道哪些言语或行为会对朋友造成伤害。事实上，我们没办法让朋友免受痛苦，也不存在用来减轻朋友哀伤反应的正确回应模板。但在现今快节奏的社会中，如果有人愿意花时间和精力去陪伴朋友，倾听他们的人生故事，理解他们的情绪感受，这个举动本身就有力量和意义，它会传达温暖而重要的信号：这些情绪与情感都是正常的，他们并非孤身一人，还有人愿意理解、支持和陪伴他们。

盖瑞·查普曼（Gary Chapman）在《爱的五种言语》一书中提到，作为爱的语言之一，"精心的时刻"是指给予某人全部的注意力，活动的形式是次要的，关键是花时间关注对方的情感。专注的时刻能给人带来巨大的慰藉和满足，是爱的一种有力的传达方式。当我们和朋友待在一起时，就是我们为其准备的"精心的时刻"。在这个过程中，带着共情和开放的心态去倾听朋友的讲述，为他们的情绪宣泄提供安全的环境，认真聆听、适时鼓励，不随意提出不成熟的建议、讲道理或批评其所思所想、所感所为。这种保持中立和不带评判性的倾听态度非常重要，能使朋友放心地分享他们的想法，而不会担心受到羞辱、批评、指责或其他负面评价。以下是一些具体的技巧：

保持耐心

耐心倾听，首先是在交流时保持眼光的接触。在倾听过程中，走神是很容易发生的事情，我们的思绪经常会跳跃到别的事物上。尽量保持看着对方的眼睛或鼻尖的方向，时不时地与朋友的眼光接触，能有效防止我们心不在焉，并传达出"我在认真听"的信息。

其次，不要打断朋友的倾诉，不要在他们还在说话的时候就准备回复，尽量保证足够的时间让他们说出想法。朋友可能因为太难过而抽泣、痛哭，导致谈话无法顺利进行。我们可以用一些轻微的肢体动作（例如身体前倾一些、轻拍朋友的肩膀、把纸巾往朋友的方向稍微推一下等），表示安慰和关心。不去催促对方，让他们能不受干扰地尽情宣泄。

另外，我们还需要做好心理准备，朋友可能会重复谈论与逝者有关的某一个话题。重复性的叙述是处理和接受死亡的一种方式，我们不必武断地表达自己的想法和立场。我们的目标是包容朋友的思想纠结，允许他们的感受表达，而不是矫正他们的观点和想法。我们在尝试更深入地了解他们的同时，也帮助他们在倾诉的过程中更多地了解自己。

询问开放性问题

开放性问题是指那些不能简单回答"是"或"否"，而需要进行更深入思考和给出更详细回答的问题。这样的问题通常会鼓励朋友主动分享更多情感和回忆，更少顾虑地表达自己的真实想法和需求，进而帮助他们理解和处理自己的哀伤。

我们可以这样问：

"你现在感觉怎么样？"

"你印象最深的情景是什么？"

"目前最大的困难是什么？"

"你做了哪些事情来让自己感觉好一点／睡眠好一点／吃得下东西？"

开放式的问题可以令气氛更为自然和融洽，也能表示我们对朋友的故事很感兴趣，愿意继续倾听下去。但是，我们也要注意，不应该强迫朋友敞开心扉。当不确定朋友是否愿意倾诉时，我们也可以用一些简单的封闭式问题试探朋友是否对倾诉做好了准备，例如"你想说话吗""你愿意继续讲下去吗"，以示我们对其表达意愿的尊重。

提供适宜反馈

在交流的时候，提供适当的反馈有助于确保我们的理解是准确无误的。向朋友传达对他们经历和情感的共鸣，能让他们感受到被认可和被理解的温暖，同时激发他们更深层次的表达和分享，我们也能与朋友发展更深层次的情感连接。

概括性反馈：总结对方所说的内容，确保正确理解了他们的意思。比如当朋友说"我最近晚上一直反反复复做梦，梦到他（逝者），感觉好难受"时，我们可以回应："你最近感到很疲惫和不舒服，因为做了很多关于他（逝者）的梦？"

肯定性反馈：对朋友表达的感受和想法进行肯定，让他们感受到被理解和被认可。比如在朋友叙述关于哀伤的情绪时，我们可以反馈说："你刚刚说到的种种感受，我不一定能完全体会，但我感到这一定是你人生中特别艰难的时期。"另外，我们也需对朋友的行为表示肯定，比如朋友可能会在我们面前流泪，我们可以告诉他们："想怎么哭就怎么哭，没有关系，我会在这里陪着你。"此时须避免制止朋友哭泣的行为和言语，例如说"别哭了，哭会伤身体""要勇敢面对"等，因为这些话隐含的意思是哭泣是不好的、软弱是不被允许的、关于哀伤的表现是不被接受或者不正常的，尽管我们并非这个意思。

鼓励性反馈：朋友也可能表达出对逝者离开的怨恨或者愤怒、对照顾逝者过程中做得不好的内疚等，我们在倾听的时候，要尽量避免对这些情绪进行批评。我们可以尝试说："你已经做得很好了。如果我是你的话，可能会完全不知所措。"

需要注意的是，不管是否能为朋友提供帮助，非评判性是非常重要的一条原则，我们要避免对朋友丧亲后的情绪、想法、行为作出评判。这种评判对正处于哀伤中的人来说，是雪上加霜的伤害，是最令人寒心的帮倒忙。所以，这对我们也是一种挑战。我们需要学习共情和接纳他人，随时觉察到自己可能在评判对方，然后迅速喊停。我们在帮助朋友的同时，也练习着如何在关系中更真诚地传达爱。

第四节　陪伴放松

在行走哀伤的幽谷时，沉重复杂的情绪是不可避免的黑暗浓雾，而适当的娱乐和放松则是山谷外透过来的丝丝光线。我们陪伴朋友放松的目标不是让他们忘记悲伤，彻底走出哀伤，而是能在这一段时光中为他们带来一些舒缓和愉悦，让他们感受到温暖和关怀。简单的放松活动，不仅能够分散朋友的注意力，给予他们片刻的宁静，还有利于缓解他们的压力和痛苦，帮助他们储蓄更多的能量以继续幽谷之行。下面是一些不同的放松活动，可以根据我们和朋友的共同喜好进行挑选。

户外探险： 如果你和朋友都喜欢户外活动，可以一起去远足、露营、骑自行车或者登山。在大自然中放松身心，感受新鲜空气和美丽的风景。

艺术创作： 如果你和朋友都对艺术有兴趣，可以一起进行绘画、雕塑、摄影或者手工艺制作。这些活动不仅可以放松心情，还可以激发创造力和想象力。

烹饪美食： 尝试一起烹饪美食，可以是一份新的食谱，也可以是已经做过的菜肴。重要的是享受制作美食的过程，然后一起品尝。

音乐和舞蹈： 如果你和朋友都喜欢音乐，可以一起弹吉他、钢琴或者其他乐器，或者一起唱歌。如果不会跳舞也没关系，可以学习一些简单的舞步，跟着音乐自由舞动。

看电影： 在家里或者去电影院看电影，选几部喜欢的电影一起观看，并分享彼此的感受。

运动和健身： 参加轻松愉快的运动，如打篮球、打乒乓球或者做瑜伽。运动不仅可以放松身心，还有助于释放压力和增强健康。

和动物互动： 如果喜欢动物，可以去动物园、宠物咖啡馆、与可爱的动物互动，享受当下时刻它们带来的快乐。

阅读：选择一本你和朋友都感兴趣的书，可以分段阅读，定期或不定期分享彼此的理解，也可以相约在一起读书，通过朗读的方式体会书中的情感，领会作者的思想。

请选择那些能让你和朋友都感受到片刻放松的活动。如果你纯粹是为了让朋友放松而选择了自己完全不感兴趣的活动，这会给朋友带来更大的负担。他们可能会感激你，却无法从中真正感受到放松，甚至会进一步加强"自己只会拖累别人，浪费别人时间，影响别人情绪"的错误想法，下次不再赴约。如果你也从这些放松活动中感受到了乐趣，别忘了对朋友表达你的感受，并感谢他们的陪伴。

第五节　鼓励朋友寻求专业帮助

对于大多数丧亲者来说，急性哀伤通常会持续半年到一年。在此期间，朋友出现的各种哀伤反应都是正常的，无须过于担心他们会沉浸在无止境的悲痛中无法自拔。但同时，也不能排除朋友在这段时间内会出现急需干预的心理危机，如抑郁倾向、自杀倾向、创伤后应激障碍等。有些人在丧亲一年之后仍然极度思念逝者，并已经严重影响到正常的社交、工作和生活，这是延长哀伤障碍的表现。当发现朋友出现心理危机或延长哀伤障碍的症状时，请鼓励他们去寻找专业的支持和帮助。本节着重介绍的是抑郁倾向、自杀倾向和创伤后应激障碍，相比起延长哀伤障碍，我们更容易观察到这些心理危机的线索。关于延长哀伤障碍的具体内容，可以阅读本篇第二章第四节《警惕延长哀伤障碍》。

心理危机的迹象

心理状态通常会通过行为表现出来，通过观察朋友的行为线索，我们可以在一定程度上推测出他们是否正经历心理危机。

（一）抑郁倾向

如果朋友连续两周出现了以下迹象，我们需要留心他们是否出现了抑郁倾向。

○情绪低落：经常表现出心情低落、感到空虚或悲伤，或者经常流泪。

○兴趣缺失：表现出对活动的兴趣或乐趣明显减少。

○睡眠问题：会抱怨难以入睡、失眠或早醒后难以再次入睡。

○疲惫感：可能会说："我明明什么都没干，怎么还是很累，全身无力。"

○无价值感：觉得自己毫无价值，可能会说"我一无是处""我感觉做什么都做不好"。

○内疚感：经常表现出内疚情绪，可能会说"我有时候觉得我是他离开的原因""如果我当初做得更好，也许他还在这里"。

○注意力不集中：经常表现出注意力难以集中，比如在谈话时不能及时回答问题或反应迟钝。

○自杀意念：自述会反复出现死亡的想法，反复出现没有特定计划的自杀观念，比如可能频繁提及生命的无意义感、对未来的绝望感或者自责感，行为上可能表现为对自己的关心程度减少，忽视个人卫生、饮食和睡眠等基本生活需求。

○食欲紊乱，体重变化：在没有刻意节食或改变饮食习惯的情况下，突然变瘦或变胖了很多（如果去称重，体重可能比原来轻或重 35% 及以上）。

（二）自杀倾向

如果朋友出现以下的迹象，我们可能需要警惕他们正在考虑自杀。

1. 言语线索

○死亡话题：他们会与我们讨论关于死亡的话题，会说类似这样的话："如果我死了，也不会被人怀念。"

○厌世念头：他们会质疑生存的意义，比如会说"不想活了""活着也没意思"。

○表达愧疚：他们可能会说，"如果不是我坚持这样做，他就不会离开这么快，我情愿用我自己的命去换他的命"。

○话语反常：他们会说一些以前从来不会和我们说的话，听上去觉得异常，如一些带有告别含义的言语，或是一个极少向别人表达感恩的人，最近会经常向身边人讲述大量的感激话语。

○受害想法：他们会表露出自己有受到迫害的想法，以及有人想谋害自己等。

○遗书遗言：他们会通过微信朋友圈、微博、日志等留下自杀的想法，会书写遗书，或会向我们表达一些类似交代后事的话。

2.行为与情绪线索

○突然的、明显的行为和个性变化：活泼的性格变得消极退缩，对以往仇恨嫉妒的人表现出理解与宽容，原本懒散的人变得非常勤快，原本很爱干净的人变得邋里邋遢等。

○安排后事：向他人道谢、告别，如数归还所借物品；收集与自杀相关的方式；分发个人珍爱的财产或者突然赠送亲友昂贵礼物。

○完成心愿：强调一定要完成一些多年未了的心愿，开始去做一直想做却没能完成的事。

○成瘾行为：如抽烟、酗酒等。

○危险行为：在真正实施自杀前，大多数人会犹豫徘徊，反复做出危险行为，如突然对刀产生浓厚兴趣，到楼顶好几趟，总是在大楼边缘徘徊，经常在江河湖泊边逗留、发呆等。

○情绪变化：比以往更容易表现出愤怒、攻击、孤独、内疚、敌意、失望；情绪持续低落压抑，然后无明显原因地突然好转。

（三）创伤后应激障碍

如果朋友经历的是亲友创伤性死亡，包括意想不到的突然死亡（如车祸、猝死等）、由重大灾害导致的死亡（如地震、火灾等）以及与暴力相关的死亡（如谋杀、自杀等），他们可能会出现创伤后应激障碍。当我们观察到或询问得知朋友在丧亲事件发生一个月后仍然持续出现以下情况或迹象时，就需要考虑创伤后应激障碍的可能。

1.出现与创伤性事件有关的侵入性症状

○朋友提及自己会回忆起与死亡相关的痛苦记忆，且这种痛苦回忆会无法自控地反复闯入脑海。

○朋友提及自己会反复做与创伤性事件相关的噩梦。

○观察到朋友在日常生活中会毫无征兆地突然出现剧烈的情绪变化（焦虑、恐惧或者悲伤）、身体变化（出汗、心跳加速、呼吸短促等）、行为变化（沉默寡言、避免与人交流或者突然离开当前环境）、注意力分散（似乎在"发呆"或者"出神"），或是语言和叙述、表情和肢体语言变得极不自然，例如提及与当前情境不相关的话题，或描述与过去创伤相关的细节；出现紧张、恐惧或痛苦的表情，肢体语言僵硬或不自然。后续询问得知出现了闪回的现象，好像再次体会到创伤性事件发生时的感觉。

○观察到朋友在遇到与创伤性事件相似或象征性的提示时，会出现强烈或延长的身心反应。

2. 持续回避与创伤性事件有关的刺激

○观察到朋友在努力避免表达与创伤性事件相关的痛苦记忆、思想或感觉。

○观察到朋友在努力回避任何能够触发创伤性事件相关痛苦的外部提示（包括人物、地点、对话、活动、物体、情境等）。

3. 发生与创伤性事件有关信念或感觉的负性改变

○当询问朋友一些事情时，发现其无法想起创伤性事件的重要方面或细节。

○朋友表现出对自己、他人或世界的持续和夸大的负面信念，比如会表达类似"我是不好的""没有人是可以信任的"或"世界是完全危险的"的想法。

○朋友表现出对创伤性事件原因或后果的扭曲认知，比如一直坚称发生这件事完全是自己造成的，尽管事实并非如此。

　　○朋友表现出持续的负面情绪状态，比如类似恐惧、愤怒、内疚或羞愧的情绪状态、行为或言语。

　　○朋友表现出对重要活动兴趣的明显减少，以往很感兴趣的活动现在怎么邀请都不回应。

　　4.与创伤性事件有关的唤醒和反应性改变

　　○观察到朋友会对轻微或中性的刺激做出激惹性行为或者爆发式的愤怒反应，且这种反应和当时的情境程度完全不相称。比如别人正常说的一句话会激起朋友异常强烈的情绪反应。

　　○朋友做出不顾后果、可能对自己或他人造成伤害的行为，而这种情况在丧亲前并不会发生。

　　○朋友对外界过度警觉，表现出过分的惊吓反应，经常会警惕于无现实基础、不符合情境的威胁。比如，如果朋友的亲人由于地震去世，他听到风吹动窗户的声音时也会感到不安，不断警惕是否会再次发生地震，生怕会再次遭受伤害。

　　○朋友提及自己入睡困难或存在睡眠问题。

　　○观察到朋友难以集中注意力，比如问他们问题时，他们可能反应变慢或者让你重复问题。

观察到心理危机的迹象后，我需要做什么

　　危机虽然带来危险，但也可视为一种机遇。由危机引发的痛苦往往迫使人们主动寻求帮助，这使我们有机会为深陷困境的朋友寻找疗愈与成长的可能性。我们可能没有办法做到像家人一样

日常陪伴，但通过短暂的观察和交流，我们也能对朋友目前是否存在心理危机有一个初步的感知，其中比较容易觉察到的是抑郁倾向和自杀念头。一开始，当我们意识到朋友可能处于抑郁状态或者有自杀倾向的时候，可能会感到震惊害怕、不知所措，这些属于正常的反应。虽然我们无法给予朋友专业帮助，但也可以在自己能力范围内提供其他有效的支持。

（一）当朋友有抑郁倾向时

前文我们说明了抑郁倾向的一些迹象，当感知到朋友出现类似情况，我们在日常生活中与其谈话聊天时，需要保持警惕，注意分辨适当的回应与不适当的回应。

当朋友和我们说："在失去亲人后，我最近睡得不好。"

☒ "不要去想亲人去世这件事了，努力让自己平静下来，这样就睡得好啦。"

☑ "具体是怎样不好，是很难睡着还是容易醒？"

当朋友和我们说："在失去亲人后，我每天感觉好累啊。"

☒ "你这几天每天都在家里，也没干什么，怎么会感觉累呢？"

☑ "要不我们去吃好吃的，或者我去你家给做好吃的，然后我们聊聊你这几天所经历的事。"

当朋友和我们说："在失去亲人后，我感觉做什么都没意思，连最喜欢的游戏我都不想打了。"

☒ "你只是悲伤过度而已，你应该振作起来，不要老是沉浸在哀伤中。"

☑ "失去亲人是一件非常痛苦的事情，你不必勉强自己去做任何事情，这种感觉是很正常的。如果你愿意，我们可以一起找一些别的轻松的事情做。"

当朋友想要和我们说话，但欲言又止保持沉默。

☒ "你有什么心事就说出来吧，发泄出来就会好一点。"

☑ "怎么了？现在不想说也没事，等你想说的时候再和我说，我一直都在。"

（二）当朋友有自杀倾向时

我们可以向朋友直接询问有关自杀的问题，询问的内容包括被动自杀意念、主动自杀意念、自杀计划、自杀准备、自杀尝试等，从而对朋友自杀意念的危险程度进行简单判断。

我们可以先询问朋友："大部分人会感觉失去亲人是一件非常痛苦的事情，有些人还会出现痛苦到不想活了、未来没有任何希望了、想要结束一切等想法，我想知道你曾有过这样的想法吗？"

如果朋友的回答是肯定的，你就可以开始较为直截了当地询问其自杀风险。以下是七个自杀风险程度逐步上升的问题。

"我想知道，你有过希望自己死掉或者希望自己能够睡着后再也醒不过来这样的想法吗？"

"我想确认一下，你事实上有过想要自杀的念头吗？"

"那么，你有想过你可能会以怎样的方式自杀吗？"

"你有这些想法之后，会有想要将之付诸行动的意愿吗？"

"我还想了解一下，你目前是否已经开始制订关于如何自杀的计划？"

"你想要执行这个计划吗？或者，是否已经有了明确的时间和地点安排？"

"你在过去的三个月／一个月内，曾经有为结束自己的生命做过什么事情吗？或者打算要做什么事情？"

通过朋友的回答，我们可以判断其自杀意念和自杀行为的严重程度，具体的严重程度划分如下：

高风险，需要立刻采取行动：具有活跃的自杀意念并有付诸行动的意愿和具体的计划，例如自杀时间、地点和方式等安排，甚至已经采取过未遂的自杀行为，这种情况自杀的可能性极高，随时都可能采取自杀行为（在后四个问题中进行了肯定回答）。

低风险，但需要持续观察：想要死去，且有一些不明确的自杀意念存在，但暂时没有特定的或具体的计划，还不会威胁生命（最多仅在前三个问题中进行了肯定回答）。

如果朋友处于高风险状态，请尽量陪伴在他们身边，或者保证他们身边有其他人陪着，防止他们实施自杀计划。如果情况十分危急，可以直接报警。

低风险状态同样需要持续关注。如果我们就在朋友身边，可以这样做：

○引导朋友去拨打自杀干预热线电话。

○移除任何可能用于自杀的危险物品，例如药物、利器等。

○陪伴在他们身边，并与他们坦诚地交谈，表达对他们的关心和支持，倾听他们的感受和想法，尽量理解他们的痛苦和挣扎。

○陪着朋友一起进行运动，尽量选择那些需要双方合作的运动项目，比如羽毛球和乒乓球，且这些项目最好是他们擅长的。运动过程中，有意无意地让朋友赢，增强他们的掌控感，即使是片刻的愉悦，也能让他们感到处境并没有那么糟糕，从而点燃其继续生活的希望。

如果我们不在朋友身边，可以这样做：

〇向朋友提供自杀干预热线电话的相关信息，并鼓励他们去拨打热线电话。

〇及时联系他们信任的人陪伴他们，以防止自杀行为的实施。

〇持续与朋友保持联系，表达关心和支持，并确保他们知道可以随时找到你。

〇为朋友推荐一些情绪调节的心理课程。

当然，如果你对自己直接与朋友谈论这些问题感觉不自在、不舒服，或者担心伤害朋友，请直接陪伴或建议朋友寻求专业帮助。

如果你愿意与朋友较为深入地谈论这些问题，也请牢记：我们虽然能发挥一定的辅助作用，但如果觉得朋友的状况很严重，或者觉得处理朋友的状况超出了自己的能力范围，一定不要把责任全部揽到自己身上。我们并非专业人士，面对这些状况不知所措非常正常，及时引导朋友寻求专业帮助也是负责的表现。

在我国，我们可以求助的专业人士包括在医疗机构工作的精神科医生、心理治疗师，在中小学和高校工作的心理老师、心理咨询师，在社会民营机构工作的心理咨询师、社会工作者，以及由部分高校、医院或公益组织运营的心理危机干预热线电话。我们可以直接向朋友提供相关信息，如果他们允许的话，也可以协助预约咨询或挂号。

在共同寻求帮助的过程中，我们可能会遇到一些挑战。朋友可能会担忧：心理咨询真的有用吗？寻找心理咨询的人是不是都是内心脆弱或心理有病？寻找心理咨询的人是不是会被看不起？我们也许没有办法给出一个令人满意的答案，但是可以建议：这些疑问在心理咨询过程中是可以和咨询师进行探讨的，咨询师也将带着他们一起寻找答案。

第六节　自我照顾

帮助朋友的挑战——共情疲劳

能帮助到朋友，我们自然会感到高兴，但当反复聆听朋友的痛苦经历，不断共情他们的负面情绪，我们也会感到难受。如果没能及时处理这些感受，当它们累积到一定程度，我们会慢慢开始出现身体疲惫、心情烦躁、情感淡漠……这意味着我们有可能正处于"共情疲劳"（Compassion Fatigue）中。

查尔斯·菲格利（Charles R. Figley）在 1992 年提出共情疲劳的概念。具体来说，这是经历过太多感同身受的共情后出现的疲惫和功能障碍状态，经常会出现在医务人员、病人照顾者、心理健康工作者、慈善组织工作者等人群身上。共情疲劳包括两个部分：继发性创伤（Secondary Trauma）和倦怠（Burnout）。

继发性创伤是指看到他人经历创伤，从而觉得自己仿佛也亲身经历了同样的创伤。继发性创伤可能会有以下迹象：

○过度担忧或害怕发生不好的事情，即使没有实际威胁。例如，我们可能会担心亲人出门时发生交通事故。

○容易受到惊吓，或一直"保持警惕"。例如，听到突然的噪声会感到非常害怕，或者在公共场所时刻保持警觉，以确保自己的安全。

○出现心跳加速、出汗、颤抖等症状。例如，当回想起朋友说的某个创伤性事件时，我们心跳会急速加快，身体和手心不停出汗，浑身无法控制地开始颤抖等。

○不断地思考与创伤有关的事情，无法停止地回忆，还可能经常梦到与创伤事件相关的情节。

○对他人的创伤感同身受，因他们的痛苦产生强烈的情感反应，且难以缓解。

倦怠是指因无法按照自己的信念行事而感到疲惫、沮丧，躯体症状则表现为全身乏力、精神不振、头晕眼花等。关于倦怠，具体会有以下迹象：

○感到冷漠。例如，昨天还为朋友的事伤心到流泪，今天突然一点共情的感觉都没有了，"这和我有什么关系"。

○情绪低落，没有兴趣，不再对事情感到兴奋或乐观，越来越疏远社交圈。例如，整天都感到无精打采，减少与朋友家人互动，不再愿意参与以前喜欢的活动。

○感到无法改善自己的状况，无法应对生活中的挑战，对挫折过度敏感，很容易灰心丧气。例如，感到自己对朋友的安慰、帮助是没有效果的，觉得自己再也没有办法帮助朋友。

○情绪波动大，容易生气，将责任归咎于他人。例如，容易对朋友不断的哭泣、自责感到厌烦，甚至指责朋友过度沉浸在哀伤中。

○感到精疲力竭，不知道应该如何继续前进。例如，觉得对朋友的安慰没有用，不知道还能为朋友做什么。

○对自己的表现或成就感到不满意。例如，感觉自己在朋友经历丧亲时提供的支持和安慰不能有效缓解他们的哀伤，觉得自己在这样的时刻没有做到足够的陪伴，从而对自己感到不满意。

○滥用酒精或药物，回避问题，寻求暂时的安慰。

出现共情疲劳时，我可以怎么做

共情疲劳通常是因为个体过于关注他人，过度投入他人的问题情境，忽略了自己的需求和情感。从另外一个角度来看，共情疲劳也是自我保护机制启动的信号，提醒我们要更多地注意自我照顾。当发现自己可能处于共情疲劳状态时，我们可以这样做：

○了解我们能够控制的和不能够控制的事情，接受自己的个性和极限，要懂得说"不"，如果感到精疲力竭，不要勉强自己。

○认识到关心和照顾自己并不是自私，而是一个人的基本需求。例如，告诉自己，为了保持精神健康，我需要时间来放松，或者我想要追求某个兴趣爱好，以增加快乐感。

○练习深呼吸和放松技巧。如果需要，可以阅读本书第二篇第二章第五节中的"放松"部分，也可以自行上网查找资源。

○在安静的时候写日记和反思，把想法和感受记录下来，多思考生活目标。

○保持积极和开放的思维，让生活更加有趣，同时让紧张情绪得到舒缓。例如，多与亲近的人互动，分享笑话、故事和有趣的经历，阅读幽默的书籍、漫画，观看喜剧节目或电影，参加新的兴趣小组，尝试新的运动、活动，培养新的小习惯等。

○保持健康的生活方式，确保健康的饮食、充足的睡眠和适度的运动，避免过多的咖啡因和酒精的摄入。例如，每天吃一些水果和蔬菜，晚上早点休息。

○感恩和活在当下，珍惜已经拥有的，而不是过分关注自己没有的。

○向朋友表达自己在这段时间的感受和担忧。比如："最近我一直在思考如何更好地帮助你，但我也感到有些迷茫和不安。我担心自己的话语可能安慰不到你，害怕自己有一些事做得不够好，但我是真切地希望能够为你带来一些帮助和安慰。"

○如果感觉自己需要专业帮助，不要犹豫，行动起来。

第二章 　　　　　　　　　　　　　　帮助
　　　　　　　　　　　　　　　　　亲人

第一节　家庭哀伤模式

同步哀伤与异步哀伤

世界上没有两片相同的树叶，每个家庭的哀伤模式也不一样。有些家庭是同步哀伤，有些则可能是异步哀伤。同步哀伤是指家庭的哀伤节奏、水平、关注点相似，这种相似有利于家庭成员共同进行哀悼，家庭成员会更容易感受到自己的哀伤是正常的。

异步哀伤则是指家庭的哀伤节奏、水平、关注点不一致，比如有些家庭成员的哀伤可能在短时间内就平复了，而有些家庭成员则需要更多时间来消化这段经历；有些家庭成员更关注如何记住逝者，另一些家庭成员则更在乎如何重新适应逝者已经不在的世界和生活。在没有充分沟通与理解的情况下，异步哀伤可能会引起家庭成员之间的误解，从而不利于家庭成员进行共同哀悼，难以让所有家庭成员感受到自己的哀伤是正常的，甚至出现相互指责的情况。

家庭成员各自的沟通方式、家庭成员之间的关系与联结（包括家庭成员间的凝聚力、家庭成员与逝者的联结）相互作用，导致有些家庭在家庭成员离世后出现了同步哀伤，另一些家庭则出现了异步哀伤。

（一）家庭成员的沟通方式

萨提亚模式创始人、美国家庭治疗师维吉尼亚·萨提亚（Virginia Satir）认为，表里一致的沟通方式往往能够兼顾到自己、他人和情境这三个层面。表里一致的沟通方式是指言语、非言语和感知三个层面的一致性。言语一致性是指家庭成员所说的话与内在感受一致，避免言辞的模棱两可。非言语一致性是指身体语言、面部表情、姿势等与言语传达的信息一致，互不矛盾。感知一致性是指个体的感知体验与言语和非言语表达保持一致，确保能真实理解沟通的对象。如果这种表里一致的沟通方式在家庭中得以实行，家庭成员就不会担心被批评指责，他们能自由且充分地表达自己，整个家庭也能建立良性的互动模式，共同应对各种困难，特别是在经历家庭成员离世时应对挑战。

然而，并不是所有家庭都能提供宽松的环境，让每位家庭成员都能践行言语、非言语和感知的一致性。实际上，大部分家庭或多或少会存在着不良的沟通方式。为何家会伤人？为何最温暖的港湾会带给我们最深的伤害？不良的沟通方式就是其中的主要原因，它会降低个体的自尊，使自我价值得不到体现。如果家庭内部一直使用不良的沟通方式，家庭成员就无法充分表达和释放自己的情感，当面对家庭成员离世后的哀伤和失落时，个体情感的压抑、心理负担的增加都容易引起家庭内部的冲突和紧张，从而加深家庭成员彼此之间的疏离。

不良的沟通方式可分为以下四种：

讨好型（忽略自己）： 只关注他人，不关注自己，往往以过度牺牲自我为代价，经常会说："这一切都是我不好，是我没能好好照顾他才导致了他的离去。"

指责型（忽略他人）： 为保护好自己选择逃避责任，习惯批判和攻击，把所有的问题都推给他人，经常会说："如果不是你执意让他带你去那个地方，他就不会出意外，不出意外就不会离开，都怪你，这全都是你的错。"

超理智型（只关注情境）： 过度注重逻辑，忽略个体的价值和感受，只会根据大量的数据案例和外部环境等去分析问题；表面看上去严厉、冷淡、极度客观，做事情有条不紊，让人觉得不近人情。例如，当面对逝者的离去和丧事安排时，他们可能只会关注实际情况和逻辑安排，而忽视了其他家庭成员的情感需要，对他人的痛苦缺乏理解和共情，经常会说："我们需要保持冷静，这样才能做出最合理的安排。"

打岔型（既不关注自己，也不关注他人或情境）： 很会哄人开心，容易把人带离悲伤的氛围，但并没有真正地解决问题，只是暂时地逃避，且形成惯性。例如，当家庭成员在谈论逝者时，他们经常使用幽默或开玩笑的方式来转移话题，而不愿意深入讨论真实的感受和情感，经常会说："不说这些沉重的话题了，来说说别的事情吧。""大家都笑一笑，不要再伤心了。"

（二）家庭成员之间的关系与联结

根据家庭成员间的凝聚力、家庭成员与逝者的联结两个维度，台湾暨南国际大学副教授蔡佩真将丧亲后的家庭分为四种类型：淡漠解离型、悲愤冲突型、解脱更新型和团结共渡型（图5-1），并按照类型的差别，对丧亲后家庭成员的情绪反应、情绪处理方式、家庭认同感、处理家庭危机的能力作了详细的说明（表5-1）。

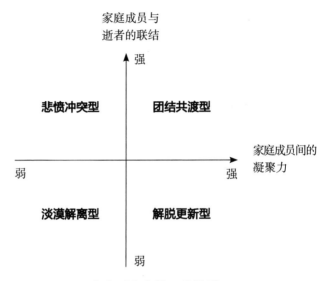

图 5-1　丧亲后家庭的四种类型

处于同步哀伤模式下的家庭哀伤节奏会保持一致。家庭成员在丧亲后，不会忌讳谈论逝者，能把自己内心的真实感受倾诉出来，也会互帮互助，尊重彼此的情绪差异。家庭成员能够共同哀悼逝者，很好地适应没有逝者的世界和生活。这些家庭的哀伤之所以能够同步，是因为内部个体的沟通方式一致性程度较高，每位成员都不会担心被批评、指责。无论家庭成员与逝者的联结如何，只要家庭成员间关系凝聚力强，家庭认同感就会强。这种认同感能使家庭成员相互体谅和支持，共同承受和处理丧亲给家庭带来的变化，安然度过混乱和哀伤。

在异步哀伤模式下，谈论逝者成为禁忌。这种情况的出现可能是由于家庭成员出于相互保护的目的而闭口不谈，可能是一直以来家庭缺乏良好的沟通方式，也可能是家庭成员间的不同频与不理解导致相互指责，从而破坏了沟通基础。具体来说，如果某位家庭成员的沟通方式是超理智型，其他家庭成员可能会想："为什么他能这么快就走出哀伤？""他怎么能这么理智地谈论逝者？"如果某位家庭成员是打岔型的，其他家庭成员又会觉得："为什么在谈论我们逝去的亲人时，他却嘻嘻哈哈、没心没肺？"每位成员会对自己并不熟悉的模式感到困惑甚至是愤怒，当内心的疑问无法解答，情感无法宣泄时，家庭的共同哀悼就无法正常进行，这进一步削弱了家庭认同感，整个家庭处理丧亲挑战的能力也会降低。无论与逝者的联结如何，如果成员之间难以做到彼此尊重和理解，情感联结长期处于不良状态，整个家庭就会面临气氛紧张和结构松散的风险。

表 5-1　丧亲后不同类型家庭的表现

类型	淡漠解离型	悲愤冲突型	解脱更新型	团结共渡型
情绪反应	感受到悲伤，但同时也体验到解脱、轻松和自由。家庭成员之间可能会相互指责，宣泄不满，寻求释放	悲伤程度非常高，还可能倾向于彼此指责、抱怨、怨恨和愤怒	容易出现在逝者生前长期患病的家庭中。由于家庭成员心中预料到分离，并产生预期性哀伤，当死亡降临时，家人的难过可能不那么深刻，甚至会感到解脱和宽慰	难以接受逝者的死亡，想跟着逝者走

续表

类型	淡漠解离型	悲愤冲突型	解脱更新型	团结共渡型
情绪处理方式	独自承担和集体压抑，各自寻找情绪出口	类似淡漠解离型	共同分担并相互理解、支持	类似解脱更新型，一起承担负面情绪，敞开心扉进行交流，尊重彼此情绪和复原能力的差异
家庭认同感	家庭面临着氛围空虚化的挑战，以及家庭结构逐渐分化的挑战	类似淡漠解离型	家庭拥有凝聚力、向心力以及归属感	类似解脱更新型
处理家庭危机的能力	—	家庭成员既要应对丧亲之痛，又要承受家庭氛围的沉重和冷漠关系的压力。个别成员可能缺乏支持的力量，需要靠自己的力量来勇敢面对并寻求幸福	家庭成员并未深陷沉重的悲伤情绪中，相反，他们能够迅速地恢复生活秩序和家庭功能	类似解脱更新型，家庭成员能够共同应对家庭的变化，从混乱和悲伤中平安渡过

家庭角色变化

当某位家庭成员去世时，家庭角色与家务分工会出现很大变化。原本属于逝者的角色面临空缺，原本逝者负责的事务必须由其他家庭成员来承担。例如，失去丈夫的妻子要母兼父职，失去父母时年纪较长的孩子要肩负更多的家庭任务。出于对其他家庭成员的关怀，有些家庭成员也许会过度地包揽原本属于逝者的角色。比如，不少因丈夫离世而独自抚养女儿的女性曾分享，女儿出于对妈妈的担心，会时刻关注妈妈的情绪状态，而忽视了自己也有很多情绪需要处理；在祖父或祖母离世的家庭中，有一些孙辈与祖父母的感情很深，认为自己要更加细致地照顾另一位尚在人世的祖母或祖父，结果做得比父母还要多。

照顾的责任应该由所有家庭成员共同承担。如果我们因为对家人的爱，过度承担了额外的角色，那么请提醒自己：就如同我们爱着家人一样，家人也一样关心和爱着我们，他们也会希望可以去分担应尽的责任，这并不完全是自己的责任。我们的家庭并没有想象中的那么脆弱，大家可以积极地进行沟通，一起面对。如果出现单个家庭无法承受的压力，我们还可以向外界寻找支持，利用一切可借助的资源帮助家庭渡过难关。这些资源包含但不限于：

○大家族中其他亲戚可以提供的支持。

○身边朋友或邻居可以提供的帮助。

○社区或村委会等安排的便民服务。

○购买服务以缓解事务带来的压力，例如家务、家教等。

家庭关系变化

逝者离世后，家庭关系也可能会发生变化，家庭成员之间可能会变得更加亲密或更加疏离。

（一）家庭成员之间更亲密

丧亲之痛让我们体会到生命的有限性，也剥夺了我们再次当面向逝者道爱的权利。但也正因为这一失落，我们深刻感受到家人对彼此的重要性。我们会更加乐意去表达对其他家人的爱，家庭中会出现更多的互动，离家的子女可能也会更多地回家相聚。

一位失去父亲的 40 岁女士这样说："觉得还是要对亲人好一点，他过世的时候我们才不会有遗憾啊，就像老爸刚过世的那一天，我的心头就浮出很多的遗憾，就是遗憾没有对他更好。就会想到老爸以前跟我说的一句话啊，他跟我们说（哽咽），每次跟亲人在一起都要把握，把握每次跟亲人相聚的时候，每一分每一刻。老爸跟我说，因为我们不知道什么时候就会分开了。"

另一位同样失去父亲的 43 岁女士也说道："现在我会说：妈！来，我抱一下。你知道吗，我们以前很少去拥抱自己的父母亲。现在我也会打电话给哥哥说：你最近好不好啊？过得怎么样啊？毕竟有一个亲人走了，你就会发现原来世界上只有自己的亲人是最好的，你跟朋友、跟什么都是外人。真正这辈子在这个世上，只有亲属关系的人才是重要的。"

> ○ 来源：蔡佩真《台湾丧亲家庭关系之变化与探究》

（二）家庭成员之间更疏离

家庭成员的关系也有可能因逝者的离世而变得更疏远。例如，在处理丧事的过程中，对有些事务的不同意见使家庭成员心存芥蒂。又如，在有些家庭中，父亲和儿子本来存在矛盾，母亲作为中间的调停者；母亲去世后，父子之间没有建立新的沟通模式，反而更加疏离。

一位老年丧偶的父亲如是说："过去就是有什么事，我内人就会挡起来，然后转告孩子该怎么做，那现在我就有时候直接和他们有所沟通，但是很少。像我的大儿子来讲，很怕跟我讲话，也许那就是尊重我，也许就是说……嗯……恐怕我会吼他们。有时候沟通比较困难，比方说因为你做爸爸，没办法给他……好像这样子轻言细语地讲什么东西……"

一位女士在母亲过世一年后自述："妈不在，会觉得没有依靠，没有安全感，而且人家就会变得比较现实吧！妈妈在的时候，可能有的人会比较关心，那种感觉跟妈妈不在的那种感觉不一样，就像妈妈在的时候，我在家里可能还会有妈妈想到我，妈不在的时候可能比较没有人会去想到我。毕竟女儿长大嫁出去，已经不属于这个家庭里面的成员。然后，我今天住在娘家，妈妈还在，可能妈妈比较会关心你；妈妈不在了，家里的一些事情也就没有人会去支持你，也会有那种你不是家里的一分子，这不是你家，会有这种感觉出来。"

> 来源：蔡佩真《台湾丧亲家庭关系之变化与探究》

我的家庭哀伤模式

现在，让我们尝试梳理一下，逝者离世后，你的家庭发生了什么变化，你可以如何更好地适应新的家庭结构，重新建构良好的生活秩序。

自从逝者离世后，你的家庭中发生了怎样的积极变化？例如："我们变得相互珍惜，我们一起面对困难……"

_____

_____

_____

自从逝者离世后，你的家庭中发生了怎样的消极变化？例如："我们不知道如何沟通，提起他（逝者）的时候大家都很难过……"

_____

_____

_____

自从逝者离世后，你和你的家人在日常生活中如何相处？例如："我尝试承担更多照顾家人的责任，我会更依赖我的家人。"

_____

_____

_____

对于现在的关系变化，你的感受是什么？例如："我对于现在的家庭关系变化的感受是无助与无奈。"

_____

_____

_____

尝试与逝者对话，想象一下逝者会说些什么，以及他可能给出的建议。

_____

第二节　家庭责任分担

家庭成员的离世对家庭系统会产生重大影响，家庭氛围和生活方式都可能发生改变，这不仅是某个家庭成员要面临的挑战，更是整个家庭需要面对的问题。我们在照顾好自己之余，还可以积极地参与家庭责任分担的过程。

丧亲初期，家庭责任的调整分配需要尽快安排。刚经历丧亲时，整个家庭都会处于比较混沌的状态，大多数家庭成员会处于强烈的悲痛之中，但此时需要安排的后事内容繁杂，包括告知死讯、葬礼安排、骨灰放置、遗产分配等（具体细节可以阅读本书第六篇）。在丧礼之后，家庭需要重新建立秩序，需要处理的事务有家庭的经济来源、家务琐事、老小照顾等。这些任务以一人之力是无法承受的，必须由整个家庭一同承担。

每位家庭成员需要评估自己在不同阶段中力所能及的责任。第一步，梳理每位家庭成员原本在家庭中的角色，之前承担了哪些责任，在具体事务中可以完成哪些任务；第二步，思索因逝者缺失而需重新分配的内容，自己愿意承担哪一部分责任，是否在自己的能力允许范围内；第三步，与其他家庭成员进行协商，达成共识，完成责任分配。

在实际行动中，第三步是相对艰难的，我们可以根据时机、目的来组织多次家庭会议。家庭会议是否能发挥真正的作用，主要取决于能否明确以下内容：

会议目的：我们为什么要开家庭会议？是为了解决什么问题？是关于丧礼的安排，还是处理逝者的遗产？通过这次会议要完成什么重要的决策？同时，我们还需要思考：这个问题是一定要通过家庭会议的方式才能解决吗？有没有别的更简单的方式？

出席人员：谁来参加？除了家庭成员，还有没有家庭外部的人员需要到场？例如关于丧礼的家庭会议，帮助处理事务的亲戚是否也需要请来？关于遗产处理，是否需要律师到场？如果把某位家庭成员排除在外，我们需要有充足的理由，以免造成内部的猜疑。在邀请家庭外部的人员参与的时候，我们还要考虑到保护家庭隐私。

地点场所：一般来说，家庭会议需要在相对安静和隐秘的环境中召开，以保证在会议期间不受干扰。最好是以圆形或椭圆形围坐，以保证每个人能看到其他人。会议时间可能延长，讨论过程中也可能出现情绪的波动，纸巾、垃圾桶、一些补充能量的食物都需准备好。

召开时间：时间的确定受事务性质以及参与人员影响。例如丧礼这种数天内急需解决的事务，必须尽快召集家人进行商量。参与人员也有自己的生活、工作的安排，召开会议的时间需兼顾每个人的具体情况。

运作流程：会议要怎么召开？有主持者吗？发言的次序如何？如果出现个别成员情绪崩溃的情况如何处理？所有的流程都

是围绕会议目的展开的，这点需要得到每位参与人员的认可和重视。

第三节　特殊关怀

如何支持儿童

在不同的年龄阶段，儿童对死亡的理解差异很大。这种理解并不完全取决于年龄，他们自身的死亡经验也对死亡的理解有很大的影响。我们可以通过与儿童探讨对死亡的想法和感受，来了解他们对死亡的理解程度。

（一）新生儿期、婴儿期：0~1.5岁

一岁半以前的孩子主要是通过"身体"来感知世界，包括感受和记忆丧亲事件。儿童哀伤反应的强度，与逝者和儿童之间的关系疏远、亲近程度密切相关，对于一岁前的小孩而言更是如此。越是年纪小的孩子，就越是需要大人的引导和支持。

1. 主要抚养者离世

孩子和父母间的亲密感情关系在胎儿期间就已经开始建立。主要抚养者（特别是母亲）的离去相比其他家庭成员而言，对婴儿的影响可能会更为直接。由于大脑发育不够成熟，婴儿对具体的事件和场景都难以留下印象，但是他们的身体可能会"记住"这些经历。比如，本来熟悉的怀抱不再出现，温柔的声音从此

消失，婴儿会感到高度焦虑。在行为上，他们会无缘无故地哭，易受惊吓，更加黏人，拒绝吃奶，对平时喜爱的玩具失去兴趣等，如果是非常突然的离去，婴儿还会感觉震惊，表现为抗议、愤怒。

此时，首要的应对方法是确保另一个稳定和可靠的主要照顾者，能提供持续的关爱和安慰，让婴儿重新感受到安全和被爱，减少他们的焦虑和不安。其次，要保持婴儿日常生活的稳定性，如固定的喂养时间、睡眠时间和游戏时间。最后，要密切观察婴儿的情绪变化，及时响应他们的需求。另外，还可以通过身体按摩、音乐放松等辅助方法，帮助婴儿释放存于身体的压力和情绪。

2. 其他家庭成员离世

家庭其他成员离世对婴儿也会产生较大的影响。逝者的离去会使原有的家庭结构、家庭分工、家庭角色发生变化，家庭氛围也相对沉重。婴儿会灵敏地观察到身边人的表情，从言语或非言语中感受到他们的伤心、难过、焦虑，即使是一个简单的拥抱，也能令婴儿感应到抱者的哀伤心情。就算没有明显的行为，婴儿仍然会经历自己独特的哀伤历程。

当然，我们还是有一些办法来帮助婴儿度过这个困难时期。一方面，保持家庭日常运转的稳定性，减少婴儿的不确定感。家庭可以继续保持每日或每周的固定活动，比如，每天与其他小朋友共同玩耍、每周末去公园散步等。这种活动的连续性会为婴儿提供安全感，也能带来身心的愉悦感。另一方面，确保主要抚养者得到足够的支持和帮助，以便他们能够更好地继续为婴儿提供稳定的照顾。比如，每周留出一定的休息时间，给予主要抚养者一些个人时间来处理自己的哀伤情绪。

不管家中逝者的身份如何，与婴儿好好解释都是必要的。我们可能会觉得这个阶段的小孩不能理解死亡，也听不懂我们的话语，但他们也有自己理解世界的方式，而我们进行解释时的表情、神态以及营造出来的关爱气氛，都会帮助他们更好地接纳丧失，消化失落情绪。告诉我们的孩子，家里的每一个人，不管是离开的还是留下的，都将继续深深地爱着他们，直至他们长大成人。

（二）幼儿期：1.5~3岁

一般而言，幼儿期儿童没有死亡的概念。他们认为死亡是生命的延续，生与死是相互交换的状态，如同睡着与醒来、离开与返回一样。他们的哀伤反应通常十分短暂，但可能非常强烈。由于无法理解死亡以及死亡不可逆的概念，他们可能会拼命地寻找逝者，更容易因为分离产生焦虑和被抛弃感。

对待这一时期的儿童，应该尽可能让他们感受到舒适。比如，为他们提供喜欢的玩具，让熟悉的人来陪伴他们，通过温暖的身体接触和温柔的言语交流来满足他们对自我价值和爱的需要。

（三）学前期：3~6岁

学前期儿童能意识到死亡。他们在童话故事中听说过，在电视上看到过，在人行道或路边遇到过死去的动物。他们知道死亡的存在，但是不理解死亡是所有生命功能的结束，并且不可逆转。这一时期的儿童仍可能会把死亡当作短暂的分离，认为死去和活着是两种可以相互转换的状态，所以他们可能会对逝者不能出席他们重要的活动而感到生气、愤怒，也可能会拼命地寻找逝者。同时，由于对生命功能结束的不理解，学前期儿童会觉得人虽然死了，但仍然能感受到外界的刺激。他们可能会关注逝者身体上的痛苦，比如逝者是不是会发现自己被放进棺材埋起来，会不会在土里怕黑或者感到无法呼吸，被火化的时候会不会疼等。

我们可以从以下几方面关怀和帮助学前期儿童度过丧亲后的特殊时期。

1. 探讨死亡

○不要回避：儿童对死亡的好奇是正常的。当他们问到与死亡相关的事宜，我们可以把握时机，解释说明死亡是所有生命功能的结束，且具有不可逆转性。

○给出简短、直接的答案，不使用委婉语：常见的委婉语，比如"睡着了"，对于学前期的儿童来说是很难以理解的，他们会担心自己同样在晚上睡觉的时候死去。学前期儿童无法一次性处理太多信息，对死亡最有效的解释就是说明身体机能已经全部停止，而不是对特定的疾病进行复杂的讨论。我们可以说："奶奶已经死了，她的身体停止工作了，她没有办法吃饭、睡觉、行走或者听到声音。"

○对可能出现的反应做好准备：学前期的儿童不仅对亲人的死亡感到伤心难过，也可能感到内疚和愤怒。请向他们保证，他们没有做过任何事或者说过任何话导致亲人的死亡；如果他们对身边的人甚至逝者表达愤怒，请不要感到惊讶，这是哀伤的一种正常反应，与年龄大小无关。

○避免将死亡等同为惩罚：学前期的儿童不理解死亡的因果性，他们可能会觉得死亡是做了坏事后要承受的一种严厉惩罚。试着用简单的话来解释死亡的原因，避免他们将死亡等同为惩罚。我们可以说："奶奶是因为太年老了所以死亡，但这并不是她的错，也不是因为她做了什么坏事。"

○反复解释：死亡不可逆性的理解对于儿童来说是一个持久的过程，他们可能一遍又一遍地问相同的问题，我们要做好重复回答的准备；随着认知水平的提高和对死亡认识的发展，他们可能会提出新问题。儿童对死亡持续性的疑问是正常的，不要担心之前没有充分解释，我们只要继续耐心回应即可。

2. 分担哀伤

我们处理哀伤的态度，也是给儿童的示范，教他们如何理解死亡并处理自己的哀伤。一方面，儿童能够敏锐感受到身边他人情绪的变化，如果我们进行隐瞒，他们会凭借想象力猜想可怕的事情，从而更加担心。我们要允许自己在儿童面前表达哀伤，可以向他们解释大人有时候也会哭泣，也会因为过于想念逝者而感到难过，需要时间恢复自己的心情。另一方面，如果家庭中有人的哀伤太过强烈，或者表达方式过于激烈，可能会造成儿童的迷惑和害怕。我们可以暂时将儿童带离这个空间，向他们解释每个人表达哀思的方式都不同。

3. 引导悼念逝者

儿童需要具体的方式来哀悼亲人的死亡，我们可以引导他们使用自己觉得舒服的方式。有的儿童擅长画画，可以让他们自由绘出与丧亲经历有关的画面，也可提示他们一些主题，例如，画逝者生前最开心的样子等。有的儿童喜欢大自然和花花草草，可以带着他们去采摘一些鲜花，给逝者献花，寄托哀思。此外，我们还可以选择唱歌给逝者听、睡前为逝者祈祷祝福等多样化的方式。我们可以根据儿童的喜好和生活习惯来帮助他们找到合适的悼念途径。

4.恢复生活秩序

儿童对于身边亲人的死亡会有不同的反应，有些会出现反常行为，比如变得易怒、黏人，不愿意去幼儿园，也有些表现得就像什么都没发生一样。死亡事件会改变家庭成员之间的关系、家庭成员自身的角色，儿童不管出现何种反应，他们的内心或多或少都会感受到家庭生活发生的变化或异常。我们需要通过有序的日程安排，努力让儿童的生活恢复秩序。对于学前期儿童来说，在相对固定的时间起床、吃饭、休息、玩耍，建立按时作息的习惯，有助于形成一定的生理节奏感与心理节奏感，从而维持稳定感和安全感。

（四）学龄期：6~12岁

学龄期儿童开始能够理解死亡的不可逆性和生命功能的终结，他们正在学习死亡是生命中不可避免的一部分，死亡意味着心跳停止、呼吸停止、血液不再流动，他们也会尝试着去理解生命终结的原因和过程。这个阶段的儿童知道死亡会发生，但是认为死亡只会发生在老年人身上，也会认为某些死亡有时候是可以避免的，觉得自己和身边的人可以得到优待。然而，当超出理解范围的死亡真实发生时，他们可能会感到震惊，继而对死亡产生强烈的恐惧，并且会十分担忧亲人和自己的死亡。如果儿童并不知晓逝者离去的真实原因，他们就会归因到自己身上，认为是因为自己做了坏事或没有完成某些事情，或有过对逝者不好的想法而导致悲剧发生；他们也可能把死亡原因归结到逝者身上，认为逝者曾经做过坏事，或有过不良想法，或者没有履行应该履行的义务。这些误解都会导致他们产生深深的愧疚感和愤怒感。

我们可以从以下几方面关怀和帮助学龄期儿童度过丧亲后的这段特殊时期。

1. 讨论死亡

○提供信息：学龄期的儿童可能会对于死亡、葬礼或者火化的细节感到好奇，我们可以为他们解释细节，并基于此与他们进一步探讨：死亡是什么？什么因素会导致死亡？死亡对于他们会有什么影响？开放式的讨论态度有时候比讨论什么内容更为重要。

○降低死亡恐惧和焦虑水平：当身边的亲友逝世时，儿童可能会担心死亡会不会接二连三地发生在自己或者其他亲人身上。我们可以向他们解释逝者死亡的真实原因。如果逝者是因为生病去世的，那么一定要向儿童解释清楚，生病并不意味着一定会死，人们生病的方式各不相同，我们会从小病中恢复过来；如果逝者是在睡梦中老死的，请避免告诉儿童逝者是因为睡觉而去世，因为这样的解释可能会让他们害怕睡觉。保证儿童正确理解死亡的真实原因，同时又不会担心这件事会导致他们近期就死亡。我们也可以坚定地告诉儿童，我们现在很健康而且会尽力陪着他们成长直至成人。

2. 鼓励表达哀伤

与学前期儿童类似，这个时期的儿童虽然真实地体验到内心的哀伤，但还没学会如何去表达，对于伴随而来的其他复杂情绪更不知该如何处理。当儿童没有办法辨别自己的情绪时，我们可以帮助他们把适当的情绪词语说出来。我们也可以通过绘画的形式，让儿童画出心中的哀伤，通过询问每一部分代表的含义，与儿童探讨他们的感受，帮助他们慢慢地表达和舒缓自己的情绪。我们还可以跟他们一起玩过家家，让他们的玩偶扮演刚刚经历了亲人或小伙伴离世的伤心者，引导他们去猜想玩偶会有什么感受，可以怎么安慰它们，可以为它们做些什么。

由于学龄期儿童部分时间在校学习，如果有某些事物触发他们的哀伤，可能会令他们不知所措，从而出现一些异常的反应。我们需要提前和老师打好招呼，除了关注儿童的情绪状态，也要保证他们在想哭泣的时候能有个相对安全的空间。

3. 增强生活掌控感

生活的变故同样会让学龄期的儿童感到无措和失控。我们需要帮助他们恢复生活的秩序，通过维持合理的作息，建立良好的时间观念，增强儿童的控制感和安全感。

（五）青少年期：12~18 岁

青少年关于死亡概念的理解已经和成人相似，但是由于缺乏哀悼表达的经验，他们可能并不知道如何处理才是适当的。在青春期这一特殊的阶段，青少年的自我意识逐渐增强，在心理和行为上会表现出强烈的自主性，具有很强的自信心和自尊心，他们可能会用比较冷淡的态度与我们进行沟通。我们应避免根据单纯的行为来判断他们的情感。他们不表达哀伤并不代表他们不哀伤，可能是因为他们不知道如何开口。我们应该以一种他们期待的被尊重的态度，主动与他们探讨死亡，给予安慰和支持；也可以提出非评价性的建议，鼓励他们找到自己的方式来表达哀悼，比如写信、绘画、写日记、整理照片等。

除了探讨死亡、表达哀伤，我们还须引导青少年在特殊情况下应对自己的哀伤反应。例如，在学校里，青少年可以与老师达成共识，上课期间如果感觉到情绪波动强烈，可通过某种暗号告知教师，暂时离开教室，去一个安全独立的空间稳定情绪。

问 是否应该让儿童参加葬礼？

答 这的确是一个值得关注的问题。尽管我们会担心他们感到害怕，或者无法理解发生的一切，但仍应给予儿童参加葬礼的机会。如果将儿童排除在哀悼仪式之外，他们可能会在心里生发出更加不切实际的幻想，比如："也许是他们对我妈妈做了什么，所以才不让我亲眼去看那些可怕的场面。"因此，我们可以通过与儿童讨论，共同决定是否要参加葬礼。

在讨论过程中提供适当的解释，有助于我们理解儿童的感受，给他们提供支持和安慰，从而更好地促进他们对生命的理解。

与儿童讨论葬礼的小贴士

解释清楚葬礼需要做什么

我们需要告诉儿童葬礼的详细信息，解释在葬礼期间可能发生的事情，包括地点、参与者、情绪表达等方面的细节。例如，葬礼会在哪里举行，有哪些人会参加，是否会有哭泣声，是否会有棺材，是否可以看到逝者。尽量让儿童明白，在葬礼上，哭泣和不哭泣都是正常的反应。同时，强调如果他们感到不舒服，随时可以离开葬礼或休息片刻。

尊重儿童的决定

如果儿童感兴趣，可以参与守灵、葬礼和安葬的过程，甚至包括葬礼的策划。他们可以承担一定的角色，负责简单的任务，比如分发未点燃的香或为葬礼选择鲜花。与家庭成员一同参与这些仪式，儿童才有机会接受他人的慰问与支持，同时以自己的方式向逝者告别。

不管我们是否希望儿童参加葬礼，都绝不能强迫他们。如果儿童对葬礼表现出抗拒，我们可以询问原因，例如："你对葬礼最害怕的是什么？""如果你参加葬礼，你认为会有怎样的感受？""你是否对葬礼上可能发生的事情有疑虑？"对他们可能存在的误解进行解释，再由他们决定是否参加葬礼。如果儿童明确表示不愿意参加葬礼，我们也应该尊重他们的选择。

对于一些儿童而言，触摸遗体会满足他们的好奇心，这也是他们告别或表达爱的方式。有时，儿童确实需要瞻仰或触摸遗体才能真切感受到死亡的现实，但永远不应迫使儿童去瞻仰或触摸逝去亲人的遗体。如果他们希望这样做，我们应提前提醒儿童，人死后无法复生，并事先说明遗体可能的状态。

询问感受

在葬礼结束后询问儿童的感受非常关键，这能帮助他们更好地理解和处理死亡与哀伤。通过沟通，我们可以深入了解他们的想法、感受和可能存在的疑虑。

有时，儿童会因为参加葬礼产生一些复杂的情绪，包括焦虑、困惑和对未来的担忧。在询问儿童的感受时，我们可以用温暖关怀的语气，鼓励他们分享内心的感触，多询问开放性的问题，比如："你在葬礼上感觉到了哪些特别的事情？""参加葬礼后，你现在是什么感觉？""有什么让你感到安慰的地方？""有什么让你感到困扰的地方？"

在这个过程中，我们要表达对儿童感受的理解和接纳，不论是积极的还是负面的情绪。同时，鼓励他们寻求支持，无论是与家人交流还是求助于其他亲密的亲戚、朋友。通过倾听和关怀而营造出来的安全空间，能帮助儿童逐渐理解自己和他人的情绪，促使他们更好地应对这段经历，适应未来的生活。

如何支持长辈

亲友离世意味着老年人社会支持的逐渐减弱。社会支持减弱、收入减少、身体功能及能力（如自理能力）降低，可能会让他们出现一系列身体和心理上的问题。在身体层面，老年人可能会面临着慢性疾病的复发或加重（心脏病、高血压、慢性疼痛等）和一系列躯体症状（头痛、头晕、消化不良、胸痛、体重减轻等）。在心理层面，他们可能感到更孤独，出现抑郁、自杀意念和死亡焦虑等感受和想法。研究表明，在经历配偶的死亡后，老年人更容易产生上述不良反应，而且身体问题可能比心理问题更为突出，哀伤和孤独感的持续时间也会比年轻人更长。因此，我们应该特别关注丧亲后的老年人，并提供适当的支持。我们的关怀和关爱不仅是一种责任和义务，更是对家庭成员之间亲情的延续和传承。

（一）我们不能做什么

○不要自以为已经理解了长辈对生死的看法。不管他们是否已经看透生死，仍然可能感受到强烈的哀伤。

○不要低估长辈的接受能力。长辈并非脆弱、易激动或健康受损，应尊重他们的感受，避免用教育和指导的态度对待他们。

○不要隐瞒事实。隐瞒亲人去世的事实，不但剥夺了长辈哀伤的权利，而且可能导致他们在得知亲人去世后感到更多愤怒、悲痛和遗憾。

（二）我们可以做什么

1. 如果与长辈共同居住

○多陪伴长辈，多和他们说话。如一起翻阅照片或陪他们回忆往事，减轻他们的孤独感。

○多提供力所能及的帮助。如定期清理长辈的房间，保持整洁，为他们增添生活用品、做饭等。

○关注长辈的身体健康，定期带他们去体检，让他们感受到自己是被关爱的。

○寻找适当的时机主动与长辈分享自己的哀伤感受，一同缅怀、悼念逝者，增强他们与其他家人的联系，让他们感受到是整个家庭共同在面对这件事情。

○警觉长辈可能会通过身体疼痛表达心理痛苦。当他们表达身体上的不适时，要及时给予关心，并采取实际行动，如购买药物或陪同就医。

2.如果没有与长辈共同居住

○安排时间，定期去长辈家探望。

○多给长辈打电话，关心他们的身体状况和近日的生活状况，让他们感受到有人在关心自己。

○为长辈购置生活用品或保健品，如在寒冷的天气里提前为他们准备保暖袜。

○庆祝重要时刻，比如在长辈的生日、节假日或其他重要时刻，用小礼物、贺卡或者一顿特别的晚餐表达祝福，传达温馨和关爱。

○如果长辈独居，且尚处于急性哀伤期或可能罹患延长哀伤障碍，考虑安装摄像头，随时随地了解他们的动向。

第四节　警惕延长哀伤障碍

丧亲是有别于日常生活压力的重大应激事件，经历丧亲的人更可能会出现心理危机，存在罹患延长哀伤障碍、抑郁症和创伤后应激障碍的风险，甚至产生自杀想法和实施自杀。这里着重介绍延长哀伤障碍。

随着时间流逝，大部分人能够逐渐从哀伤中恢复过来，但有些人即使过了很长时间，仍然沉浸在哀伤之中无法自拔，他们就存在较高的延长哀伤障碍风险。他们可能爱得太过深切，或者有其他复杂的原因。

延长哀伤障碍指的是在丧亲事件发生六个月或一年后，丧亲者仍然对逝者存在强烈的渴望，脑海中无时无刻不被逝者所占据，伴随着强烈的情感痛苦，并严重影响到正常的生活、工作、社交等社会功能的一种精神障碍。

可能有哪些线索

从时间上看，丧亲事件已至少过去了六个月，但这位家庭成员对逝者仍然表现出强烈的渴望和持续不断的思念。比如，他会频繁地提及逝者，或者经常到访与逝者有关的地方。

〇他的思绪总是围绕着逝者、逝者死亡时的情形或死因，很难专注于其他事情。比如，他会频繁提及逝者死亡时的细节，经常和周围人讨论逝者的死因，或是在生活中极少谈及与逝者无关的话题。

〇他会经常表达自己的悲伤情绪。比如，你会频繁地看见他无法控制地哭泣。

〇他也会经常表达自己的内疚情绪。比如，他可能会时常提到觉得自己在逝者生前没有尽到足够的关爱或支持，即使这些想法并不完全基于事实。

○他还会经常表达自己的愤怒情绪。比如，这位家庭成员可能会提到是逝者"抛弃"了自己，也可能会对自己、医疗人员、上帝或其他任何他认为与逝者死亡有关的人或事物表达愤怒。

○他可能过分自责，固执地认为逝者的离开是自己一手造成的。他可能经常会说："如果不是我偏要他出门，他就不会出意外。""为什么我不早一点阻止他呢？"

○他难以接受死亡或不断否认逝者死亡的事实，认为逝者还活着。比如，即便亲人已经离世，他仍然每天为逝者准备餐点，保持逝者的衣物整洁并放在衣柜里，甚至在夜晚为逝者留着门外的灯，或拒绝参加任何纪念仪式或接受慰问。

○他感觉失去了一部分自我。比如，他嘴里常念叨或心里常想着"我好像不完整了""我觉得我缺少了一部分，而那部分曾让我感到完整和快乐"。

○他感觉生命变得毫无意义。比如，他可能会提及已经失去了生活目标和梦想，时常表达对未来的悲观，或是开始质疑自己的存在价值和生活的意义。

○他难以回忆起对逝者的积极记忆。比如，当你们在一起讨论逝者时，他难以回想起任何与逝者一起度过的快乐时光，尽管事实上他与逝者拥有许多美好的共同回忆。

○他无法体验积极的情绪。比如，你可能会在社交场合中发现他无法对笑话做出反应，或在一些过去他很喜欢并从中获得快乐的活动中无法开心起来，甚至一直拒绝参加。

○他出现情感上的麻木。比如，在氛围欢乐的社交活动中或在面对悲伤的新闻时，他几乎没有或完全没有情感反应。

○他难以适应没有逝者的生活。比如，他开始变得回避与朋友和家人的社交活动，难以维持日常生活，或者在谈论未来计划时，表现出明显的抗拒或不安。

○他难以信任他人。比如，他在生活中遇到困难时，很少愿意接受他人的帮助，对他人的动机和行为总是持怀疑态度。当有人试图关心他或询问其状况时，他可能会变得警惕、防备，甚至有时会表现出敌意。

○他在烟草、酒精和其他物质使用方面的行为有所增加。

○他还可能表达出自杀想法，或做出自杀尝试。

当家庭成员、朋友或你的身上出现这些迹象时，需要警惕延长哀伤障碍并寻求专业帮助。具体内容可以阅读本篇第一章第五节《鼓励朋友寻找专业帮助》。

我需要做什么

如果家庭成员表现出了上述延长哀伤症状，这可能不仅是其个人的问题，还涉及整个家庭哀伤模式。我们可以将家庭视为整体，从系统、动态的视角看待家庭成员的哀伤（具体内容可以阅读本章第一节《家庭哀伤模式》）。改变家庭内部的交流方式或许有助于缓解家庭成员的延长哀伤症状。

营造安全的空间：安全的环境能让家庭成员自由地表达自己的情感和感受。在这种氛围中，家庭成员可以不受约束地分享自己的悲伤、愤怒、恐惧和其他情绪，而不必担心被其他家庭成员批评或负面评价。

努力促进沟通：增强家庭成员之间的沟通，帮助他们有效地表达彼此的感受和需求。家庭成员可以更好地理解彼此的痛苦和挣扎，理解彼此关于逝者、关于死亡的看法，从而减少误解和冲突，促进共同哀悼和共同成长。

调整家庭动态：关注家庭内部的动态和互动模式，帮助家庭成员识别和改变不健康的互动模式，这有助于家庭成员更好地支持彼此，防止哀伤延长和加剧，并缓解家庭关系的紧张。

共同制订应对策略：制订应对哀伤的具体策略和方法，包括建立支持网络、制订哀伤管理计划、策划纪念活动等。通过共同制订计划和目标，家庭成员可以更好地应对哀伤，并逐渐重建生活。

共同寻找希望和意义：家庭成员一起探讨哀伤过程中的希望和意义，比如如何从哀伤中找到成长和学习的机会，如何通过活动来纪念逝去的人。这有助于家庭成员逐渐接受逝者的死亡，并找到希望和意义，继续前行。

寻求专业帮助：有时候，尽管我们已经非常努力地进行了各种调整和支持，但家人仍然处于极度强烈的哀伤之中，一段时间后延长哀伤症状并无改善，那就有必要求助于专业人士了。这些帮助可以是针对这位家人的，也可以是面向整个家庭的，具体信息可以阅读本书第四篇第二章《专业帮助》。

第五节　自我照顾

家庭成员离世后，我们不仅自己经历着哀伤，还置身于家人的情感痛苦共振之中，很容易陷入共情疲劳。共情疲劳不仅会影响我们的身体健康，还可能引发心理痛苦或心理障碍。除此之外，在这个特殊时期，我们还需要承担更多的家庭责任，如安排葬礼，照顾父母、孩子、伴侣等。因此，自我照顾至关重要。将自我照顾融入我们的生活，不仅有助于处理个人哀伤，还能为提供高质量的关爱打好基础。只有当自己处于良好的身体和心理状态时，我们才能更有效地履行照顾他人的责任。

处理家庭成员离世后出现的共情疲劳，与处理帮助朋友时出现的共情疲劳相似，可以阅读本篇第一章第六节《自我照顾》。不过，家庭成员离世后，我们需要承担更多家庭责任。因此，在那些建议的基础上，需要补充以下几点：

制订日程计划：制订清晰的日程计划，包括工作日程计划、家庭日程计划和个人日程计划。工作日程计划能够更好地提高效率，家庭日程计划能够有效地处理好家庭中的各种琐事，个人日程计划的主要目的是为自己保留一些个人时间以追求自己的兴趣爱好，这可以帮助自己恢复精力，更好地履行家庭责任。

设定合理期望：对自己和家庭成员设定合理范围内的期望，不要要求自己每时每刻都完美地照顾家庭，也要理解其他家庭成员的不完美之处。太高的要求会使自己和身边人感到无助和失控，如果事情进展不顺利，还容易导致抱怨他人或自我否定。

向其他家庭成员求助： 不要害怕寻求家庭其他成员的帮助，让所有家庭成员共同承担照顾的工作，可以减轻个人的压力，也可增加其他家庭成员对家庭的责任感。比如，年轻一辈对中国的丧葬文化习俗了解甚少，在安排丧葬相关活动时，主导工作可以交由熟悉的长辈去负责，年轻一辈可以从旁协助以了解相关注意事项。

保持开放和坦诚的沟通： 表达自己的感受，同时倾听其他家庭成员的需求和感受。有效的沟通可以避免误解和冲突的发生。比如，家庭成员共同筹备葬礼就是一个沟通的好时机，每个人可以表达自己对逝者的回忆和感受，提出自己对葬礼安排的建议，同时倾听其他家庭成员对逝者的回忆和想法，尽可能让葬礼能够符合每个家庭成员的期望。

寻找同路人： 比如，加入丧亲支持小组，与其他有类似经历的人交流。你会发现有人理解你的痛苦，感同身受你的哀伤，也有人会提供一些实用的应对建议，包括如何处理日常生活中的挑战，如何协调家庭成员间的矛盾，如何缓解心理压力等，而你自己或许也有一些宝贵的经验能帮助到其他"同命人"。在一个有共同经历的群体中，你们可以相互支持与鼓励，共同度过这段艰难的时光。这种交流有助于建立情感联结，减轻孤独和迷茫，使你更有勇气面对挑战。

如果感觉自己需要专业帮助，不要犹豫，行动起来。

通过自我照顾，我们不仅能更好地为他人提供关爱，也能够更坚韧、稳定地应对生活的种种变化。关心他人始于关爱自己，自我照顾是我们关爱家人的第一步。

　　在这个世界上，没有人一帆风顺，每个人都会有生命中最艰难的阶段。亲人的逝去，作为生命中不可避免的一课，每个人都必须直面。幸好，没有人是一座孤岛，在这段充满挑战的旅程中，爱与关怀如同温暖的火焰，给予我们力量和勇气，让我们在哀伤与失落中找到安慰和支持。"与人善言，暖于布帛"，来自亲友的温暖支持会是非常治愈的力量，它可以是一句话，可以是一个鼓励的眼神，也可以是轻轻握着你的一双手。我们曾经沐浴在他人的爱与关怀的温暖中，此刻，我们也能够把我们的温暖分享出去，陪伴并帮助我们的朋友和亲人度过这段特殊的日子。

第六篇

善别事务指南

失去亲人对几乎所有人而言都是一次无比沉痛的经历，特别是作为逝者的家属。在同样体验强烈哀伤情绪的同时，逝者家属还需兼顾处理与逝者相关的各类社会事务。这些事务涉及方方面面，往往会耗费家属大量的精力与时间。为尽量减轻逝者家属的相关负担，我们汇编了第六篇《善别事务指南》。

　　如果亲人目前尚未离世，且您希望能尽量减轻后续可能因情绪和社会事务所带来的压力，那么在条件允许的情况下，可事先将一些必须处理的事务分配妥当。这些事务包括但不限于：

　　丧礼相关：用于丧礼悬挂的半身正面照（提前与亲人讨论确定）、临终时换穿的干净衣裤（寿衣）和鞋袜、对丧礼的预先规划等。

　　遗嘱相关：通知亲朋好友的最后探视、想传达的重要嘱托或寄语、财产分配、保险及债务、预立遗嘱等。

　　证件相关：亲人及家属、遗嘱委任代理人的重要证件等。

　　其他：骨灰安置预订等。

　　我们以时间顺序为参考，列举梳理了在大部分情况下亲人逝世后需要办理的相关手续和身后事务。内容主要参考了广东省深圳市的相关规定，各地政策可能在细节上会有所差异，但大致相同，可在各地民政局网站查询相关信息。

第一章 从死亡到遗体送馆

亲人刚刚逝世，家属强烈的悲痛之情会以各种形式表达出来。由于死亡事件带来的冲击，家属在这个阶段最容易出现情绪慌乱和流程失误的问题，所以建议家属此时不急于立刻通知所有人，而是先给自己片刻冷静的时间和空间。如果情绪超出了自身的承受范围，可考虑委托其他相对冷静的家庭成员来帮助处理事务。根据逝世地点的差异，具体流程和手续会有所差异，以下是具体区别。

第一节　院内离世

院内离世是指患者在医院内离世。在大多数情况下，患者在临终前会处于昏睡状态，而在确定死亡前可能还会有一段抢救时间。其间，家属可根据亲人的意愿及具体情况决定是否进行抢救。医生一般也会提前同家属讨论，以便在事情发生时迅速作出选择。

一般而言，医院宣布的是临床死亡。临床死亡是指人的心跳、呼吸停止，反应完全消失，但机体尚进行着微弱的代谢过程。

研究发现，人体死亡最终消失的知觉是听觉，所以家属仍可把握最后的陪伴机会，向亲人道别。如有宗教信仰习俗需要配合（如离世前更衣或助念等），家属须提前与医院医护人员做好沟通。由于大部分公立医疗机构不会同意遗体在病房作长时间停留，家属也可尽早将病人转至能提供相关特殊服务的病房或医院。

在确认死亡后，家属须根据医院相关规定和手续处理逝者遗体，一般流程为：

（1）家属为逝者净身穿衣，如对程序不清楚或情绪不适，可委托护工代为处理。

（2）大多数情况下，逝者遗体会先送至医院太平间停放。

（3）医院通知公办殡仪馆前来接收遗体❶。建议家属事先向医院工作人员或所在地民政局查询，了解遗体处理方式，并提前联络相关殡仪馆商量细节。

（4）家属进行医疗费的结算，并领取住院诊断书及居民死亡医学证明（推断）书（以下简称死亡证）❷等材料。在材料领取过程中，须仔细核对材料上的人员信息，包括年龄、性别、名字、身份证号码等。如果后续才发现信息出现错漏，就会增加额外的修改程序，带来更多不必要的困扰。

（5）殡仪馆在接到医院电话通知后，会派遣灵车直接到医院太平间接运遗体。在深圳，灵车会在四小时内到达。需要注意的

---

❶ 公办殡仪馆是各地民政局下设的事业单位，一线城市公办殡仪馆的设备和服务已较为成熟。在某些地区也存在私营的殡仪馆，相关费用可能会有较大的差别。

❷ 死亡证是说明居民死亡及其原因的法定证明，在后续各类事务处理中会反复用到，属于非常重要的核心材料。死亡证分为四联，分别由签发单位、公安部门、家属和殡葬部门保存。

是，在遗体停放至灵车接运的时间差里，可能会有私营中介机构获取家属电话，提前到达太平间推介殡葬服务。互联网上也常会出现冒充公办殡仪馆的"李鬼网站"，兜售"一条龙"服务，收取高额殡葬服务费用。家属须保持冷静，谨慎消费。

第二节　院外离世

亲人在家、养老机构及其他医院外场所病逝或意外离世时的程序处理，相对院内离世手续而言更为复杂。特别是当亲人重病在家，或亲人临终要求返家时，建议家属事先向所在居委会或社区报备，以便后续及时应对。以下是院外离世时的处理步骤。

（1）判断死亡性质。一般而言，在亲人离世后，如有出诊医生在现场，可由出诊医生判断死亡性质。若判定为正常死亡，由医师所在单位签发死亡证；如有特殊情况，上报属地公安部门，经调查检验后再处理。在深圳，程序会相对严格。只要是在非医院场所死亡的，家属都须第一时间报警，由出警民警根据现场情况对死亡性质进行初判。

（2）办理死亡证等材料。如核实为正常死亡，由家属持有关资料到指定医疗卫生机构办理死亡证。在死亡证没有出具前，殡仪馆不可擅自接运遗体。

（3）殡仪馆接运遗体。当手续齐全后，家属可联系殡仪馆，告知逝者的姓名、年龄、死因、死亡时间、地址等信息，预约接运遗体的时间和地点。

出于简化手续或对亲人临终前护理的考虑（亦需尊重亲人的意愿），家属也可在病人即将离世时呼叫 120 救护车，前往就近医院。医院内离世的流程可参照上一节。

院内与院外离世的办丧流程（图 6-1），以及在家中或养老机构正常死亡的手续流程（图 6-2）如下。

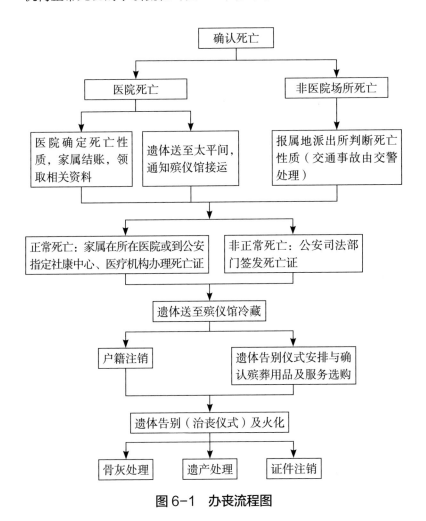

图 6-1　办丧流程图

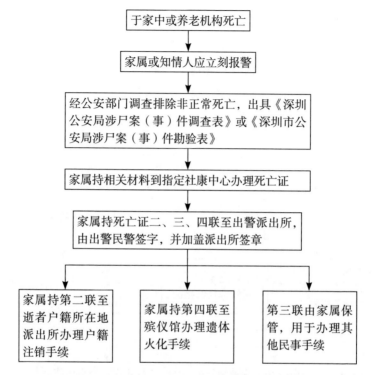

图6-2 在家中或养老机构正常死亡的手续流程图（广东省深圳市）

第三节 特殊情况

各级医疗机构负责正常死亡个体的死亡证签发，公安部门负责非正常死亡个体的死亡证签发。正常死亡是指经公安部门认定，排除非正常死因的死亡，主要是指因疾病、衰老死亡和新生儿死亡等。非正常死亡是指由外部作用导致的死亡，包括因火灾、溺水等自然灾难死亡，或因工伤、医疗事故、交通事故、自杀、他杀、受伤害等人为因素死亡（含无名尸）。某些原因不明的死亡通常会先列为非正常死亡，在检验后有可能重新归为正常死亡，例如心肌梗死导致的死亡。

1. 无法及时到场

在某些特殊情况下，如死亡时无家属在场且家属无法及时赶到，逝者遗体将会被存放在殡仪馆或有停尸条件的医疗机构。公安机关会通知家属前往相应地点辨认逝者，必要时进行 DNA 鉴定以确认身份。尽管现场辨认是一件对逝者家属而言极为残酷的事，但别无他法，家属须审慎评估自己的心理承受能力，以便安排较为合适的人员前往辨认。

2. 器官捐献

家属可提前了解逝者是否有相关意愿或是否已签署相关资料。器官捐献对捐献人的年龄、身体状况、死亡原因等都有严格的要求，并非所有人都适合成为器官捐献者。后续的遗体接收和保存、火化及骨灰留存问题都须清楚了解。以下是一些常见问题。

问 器官捐献志愿登记方式有哪些？

答 目前主要有两种：通过"中国人体器官捐献"微信公众号进行登记；登录"中国人体器官捐献管理中心"网站进行登记。登记完成，登记者将获得中国人体器官捐献志愿实体或电子登记卡。电子卡通过网站或微信公众号志愿登记系统生成。如果在志愿登记平台留下详细地址和联系方式，也可以要求制作实体卡，通过邮寄方式发放。

问 志愿登记者的捐献意愿是否一定能实现？

答 成为志愿登记者仅仅是捐献意愿的表达，最终实现捐献须同时满足以下条件：经医学判定生命不可挽救；经医学评估器官可以供移植使用；生前没有表示不同意器官捐献；家属（配偶、成年子女、父母）一致同意捐献器官；有人体器官捐献协调员的见证。

问 器官捐献过程是如何的？

答 以下是器官捐献的整体流程：

（1）经过严格的医学评估，判断是否适合器官捐献。

（2）如果适合器官捐献，工作人员将核实志愿登记信息，并征求家属（配偶、成年子女、父母）意见。如果家属不同意，将不能进行器官捐献。

（3）到达捐献状态，经过死亡判定专家按照严格的死亡判定标准及程序作出死亡判定。

（4）医生根据捐献意愿在器官捐献协调员的见证下获取器官。

（5）随后医生会仔细缝合、恢复遗体原貌，在场全体人员默哀缅怀捐献者。

获取的器官由中国人体器官分配与共享计算机系统公平公正分配给器官衰竭患者，移植到患者体内，帮助另一个生命获得新生。如果逝者并没有相关捐献意愿，而生前没有表示不同意捐献器官，家属也可在充分考虑和共同讨论后，申请器官捐献。

问 只同意捐献某个器官，其他器官会被摘取吗？

答 器官捐献程序启动后，人体器官捐献协调员会与捐献者家属书面确认捐献意愿。器官捐献获取手术过程中，医生将在人体器官捐献协调员的见证下严格按照捐献意愿摘取器官。

问 捐受双方是否可以了解对方信息？

答 根据国际惯例及我国现行政策，在捐献者和接受者之间采用双方互不知晓信息的"双盲原则"。如果捐献者和接受者双方需要，相关工作人员会告知捐献者家人有关器官接受者移植手术后的进展，并且可担任"捐"与"受"双方的联系人，传递关怀。

问 捐献完成后还会做哪些后续工作？

答 向捐献者家属颁发捐献证书，将捐献者信息铭刻在遗体和人体器官捐献者纪念园，供捐献者家属和社会公众缅怀纪念，定期举办缅怀纪念活动，在全社会弘扬捐献者的大爱与奉献精神。

第二章

安排
丧礼及火化

由于逝世地点、风俗习惯、宗教信仰等因素的不同，葬礼仪式也会有所区别。如果选择在家中设置灵堂治丧，可询问家族年长者或当地德高望重的长辈具体丧礼程序；如果在殡仪馆举办丧礼，可提前与工作人员商定。无论采取何种告别仪式，都是为了逝者安息并表达对逝者的思念，心意比一切仪式都重要。

由于在城市和部分农村中，绝大部分家庭会选择到殡仪馆举办丧礼，因此后续程序介绍以此类情况为准。

第一节　资料准备

在遗体运送后，会有专门的殡仪馆工作人员与家属商量前往殡仪馆办理治丧手续的时间等事宜。前往办理治丧手续之前，家属须详细询问工作人员需要提供的材料。一般需要准备死亡证、逝者身份证明、丧事承办人（继承人）身份证明及两者的有效关系证明❶。在交通事故中死亡的，还须提交交警部门出具的《交通死亡遗体处理通知书》。

在深圳，逝者户籍注销手续完成后方可进行遗体火化。本地户籍逝者家属可持死亡证到公安机关申报户籍注销手续（在深圳，公安机关在殡仪馆设置办事点，亦可在馆直接办理）；在深圳逝世的外地户籍逝者家属，须持相关证明至逝者户籍所在地派出所进行户籍注销后，再回深圳办理遗体火化手续。目前国内很多城市均采取这种先注销户籍再进行火化的方式，家属须提前与殡仪馆确认。

第二节　出殡安排

举办追悼仪式的日子须尽快确定并提前数天发布讣告，以便其他亲友做好悼念的准备。家属可预先备好逝者照片、生前最爱的物件和衣服、丧礼时播放的歌曲、所需的陪葬品、丧礼致辞、谢金等。如果有条件，还可以整理亲人的照片或纪念册、影视录像等，让出席丧礼的亲友一同缅怀逝者。

殡仪馆一般可分为业务楼（商议治丧事宜）、治丧礼堂（遗体告别仪式场所）、火化车间、骨灰存放处等功能区，在深圳殡仪馆还有专门的守灵场地。逝者遗体送至殡仪馆后，家属首先到

---

❶ 对于关系证明材料的要求，各地略有区别，按照当地政策处理。一般而言，户口本（有两者关系栏目）、结婚证、出生证明等都是有效的。

业务楼去办理治丧手续，选定服务类型。在丧礼开始前，工作人员会引导家属进行遗体辨认。经过冷藏后，遗体外观可能会发生变化，家属要做好心理准备。逝者遗体确认后，会进行化妆和最后的衣着准备，之后将直接送至治丧礼堂，或先进行守灵，或直接进行丧礼。丧礼完成后，遗体送往火化车间进行火化。

殡仪馆的治丧支出可能包括：治丧礼堂租用和布置、洁身更衣和化妆整容、祭祀物品的费用；逝者所需的棺木、寿衣寿被、骨灰盒、家属孝服孝花等费用；工作人员（包括某些仪式法事的主持人员）的服务费用。

部分地区的殡葬机构或公益机构会设置困难群众和特需群体的办丧资助项目，减免殡葬相关服务费用，具体可咨询当地民政部门或殡仪馆工作人员。

第三节　遗体火化

告别仪式结束后，逝者遗体可由亲友护送至火化车间后进行火化。目睹遗体送入火化炉，也是悲伤难以抑制的时刻，如有老者和儿童在场，请多加关注他们的情绪状态。

金银首饰类等物品（包括金牙、心脏起搏器等）是不允许火化的，必须提前拆卸。如有想放入骨灰盒的随葬品，可在火化后放置。遗体火化通常需 1~2 小时。一般而言，遗体火化后家属即可在骨灰领取处领取骨灰。骨灰盒可以在殡仪馆购买，如果对骨灰盒有宗教或个性化需求的，可提前自行准备。

第三章 身后事务处理

丧礼的安排和火化是最烦琐也最需要关注的阶段，完成后就是身后事务的处理。家属如果能在逝者生前提前做好更多的准备，这个阶段就会相对顺利。

第一节 骨灰处理

根据亲人的遗愿以及家属的考虑，逝者的骨灰一般有以下五种处理方法：在家中适宜的位置安放；寄存在殡仪馆；安葬于墓园（公墓）；存放于寺庙；海葬、树葬。

1. 不同处理方式的区别

各地殡仪馆免费寄存骨灰的周期有所差别，深圳目前的政策是可免费寄存十年。如果采用前四种处理方法，家属可将一些有纪念价值的物品或随葬品一并放入骨灰盒中。第五种方法是目前殡葬服务的新形态，也是以后发展的趋势，一般都由政府部门统一组织，集中进行，具体可询问殡仪馆或民政局。目前还出现了制作骨灰项链、吊坠等新型纪念方式，如有需要可另作了解。

2. 骨灰异地转移

如果骨灰需要从异地带回家乡，除了快递托运（顺丰、邮政）和私家车送运，还可正常乘坐公用交通工具随身隐匿携带。乘坐飞机的，家属需要携带死亡证和火化证明，在机场安检时出示，骨灰盒无须开盒，通过 X 光检验即可。建议提前告知航空公司，以便安排较为安静的座位。

3. 公墓安置

公墓是为城乡居民提供安葬骨灰和遗体的公共设施。公墓分为公益性公墓和经营性公墓。公益性公墓是为城乡居民提供遗体或骨灰安葬服务的公共墓地，经营性公墓是为城乡居民提供骨灰或遗体安葬有偿服务的公共墓地，属于第三产业。目前，所谓的购买经营性墓地只有使用权，而没有所有权，一般以 20 年为缴费周期。签约时务必留意该墓地批地条款中关于土地用途和使用期限的详细信息。

第二节　遗产处理

遗产指的是自然人死亡时遗留的个人合法财产。一般而言，逝者事先有遗嘱的，按照遗嘱继承或者遗赠办理；无遗嘱的，按照法定继承顺序进行继承。继承遗产应当清偿逝者依法应当缴纳的税款和债务，缴纳税款和债务以遗产的实际价值为限。继承人有接受继承和放弃继承的权利。遗产分割的时间、办法和份额，由继承人协商确定；协商不成的，可以由人民调解委员会调解或者向人民法院提起诉讼。具体内容可参照《中华人民共和国民法典》第六编《继承》。

不同种类的财产过户有不同的手续。例如房产更名，需要通过继承公证、申请免税、登记过户三个步骤。不管是何种遗产，继承公证是非常重要的首个步骤，死亡证明、逝者相关身份材料、亲属关系证明等都是必备的材料，且不同地区、不同部门会有不同标准。

例如房产继承的公证文件，需先咨询房产所在地的国土资源和房屋管理局；银行卡转账及注销的公证文件，需先咨询当地银行网点；车辆继承过户手续需咨询车辆所属地车管所。车辆继承不受继承人已有车辆数量及指标、继承人年龄等限制，指标本身不能单独继承，只能随车继承。如需转让给其他非继承人或出售至二手车行，都需先办理完继承手续再作过户。家属在确认每项业务所需内容和格式后，再到公证处办理继承公证手续。

第三节　其他事项

关于逝者的证件处理，根据性质可分为非金融类和金融类。非金融类证件包含四大类：

身份证件：户口本、身份证、居住证、护照、港澳通行证、党员证等。其中最重要的是户口本及身份证，涉及户籍注销，一般需在火化前完成。

资格证件： 行驶证、驾驶证、营业执照、从业资格证等。

关系证件： 结婚证、离婚证等。

功能证件： 准生证、毕业证、学位证等。

部分证件具有时效期，如护照等，过期作废，不需要专门做注销工作。部分证件在处理遗产时可能会用到，使用完毕当场注销即可。其他证件可视纪念需要决定是否留存。

金融类证件主要为银行卡和社保卡，在银行或社保机构办理财产继承时即可同时注销。处理社保卡时会涉及丧葬补助费和抚恤金。参加养老保险的城乡居民，其个人缴费形成个人账户养老金，参保人死亡后，家属有权到参保所在地人社部门（人力资源和社会保障局）申办继承手续，同时领取丧葬补助费和抚恤金。社保卡中的个人账户余额可一次性支付给法定继承人或者指定的受益人。但丧葬补助费和抚恤金不属于遗产，不能按照遗产继承的方式直接分配。前者用于逝者安葬事宜，由具体承担逝者丧葬事宜的利害人享有；后者为逝者的近亲属或抚养人的生活补助费，具有一定精神抚慰的意义。丧葬补助费一般是省内统一的固定金额，抚恤金则跟参保人的缴费年限成正相关。相关的申请一般需在参保人死亡后六个月内办理。

此外，家属还需留意逝者是否有相关的商业保险、预付式消费卡等，以作妥善处理。目前并无成熟的官方途径可直接查询个人名下所有保险保单。金事通 App❶ 支持统一查询，但注册时需

---

❶ 金事通 App 主体：中国银行保险信息技术管理有限公司。

人脸识别。逝者如无预先告知，家属可通过保险公司客服电话逐一询问（具体手续须携证到柜台办理），或通过搜索支付宝、微信、短信、邮件、银行卡流水等其他方式进行查找。

参考文献

［1］ 蔡佩真.台湾丧亲家庭关系之变化与探究［J］.生死学研究，2009（10）：159-198.

［2］ 贾晓明.从民间祭奠到精神分析-关于丧失后哀伤的过程［J］.中国心理卫生杂志，2005，19（8）：569-571.

［3］ 康翠萍，徐冠兴，魏锐，等.沟通素养：21世纪核心素养5C模型之四［J］.华东师范大学学报（教育科学版），2020，38（2）：71-82.

［4］ 克里斯汀·内夫.自我关怀的力量［M］.刘聪慧，译.北京：中信出版社，2017.

［5］ 罗伯特·内米耶尔.哀伤治疗：陪伴丧亲者走过幽谷之路［M］.王建平，何丽，闫煜蕾，译.北京：机械工业出版社，2016.

［6］ 李洁，缪潇羽.表达性写作在丧亲人群中的应用进展［J］.中国临床心理学杂志，2019，27（3）：638-643.

［7］ 理查德·詹姆斯，巴尔·吉利兰.危机干预策略（原书第7版）［M］.肖水源，等译.北京：中国轻工业出版社，2017.

［8］ 刘新宪.哀伤疗愈［M］.北京：中国人民大学出版社，2021.

［9］ 欧文·亚隆.直视骄阳：征服死亡恐惧［M］.张亚，译.北京：中国轻工业出版社，2015.

［10］ 美国精神医学学会.精神障碍诊断与统计手册：案头参考书（原书第5版）［M］.张道龙，等译.北京：北京大学出版社，2014.

［11］ 孙小然.表达性艺术治疗应用于中小学心理健康教育的研究［J］.中小学心理健康教育，2023（15）：9-13.

［12］ 唐苏勤，范旖旎，曾桢.新冠肺炎疫情丧亲者的求助行为及影响因素［J］.社区心理学研究，2022，13（1）：167-182.

［13］ 唐苏勤，何丽，刘博，等.延长哀伤障碍的概念、流行病学和病理机制［J］.心理学进展，2014，22（7）：1159-1169.

［14］ 威廉·沃登.哀伤咨询与哀伤治疗（原书第5版）［M］.王建平，唐苏勤，等译.北京：机械工业出版社，2022.

［15］ 维吉尼亚·萨提亚.萨提亚家庭治疗模式（原书第2版）［M］.聂晶，译.北京：世界图书出版公司，2019.

［16］ 维克多·弗兰克尔.活出生命的意义［M］.吕娜，译.北京：华夏出版社，2010.

［17］ 谢里·科米尔.心理咨询师的问诊策略（原书第6版）［M］.张建新，等译.北京：中国轻工业出版社，2009.

［18］颜洁. 萨提亚家庭治疗模式介入单亲家庭亲子沟通障碍问题的研究［D］. 大庆：东北石油大学，2023.

［19］詹诗仪. 丧亲儿童的失落经验研究：以国小四至六年级经历丧亲事件的成人为例［D］. 桃园：台湾神学研究学院，2019.

［20］张琴，甘祥芝，李倩，等. 孕期丧失胎儿妇女情感体验的现象学研究［J］. 中国护理管理，2020，20（8）：1149-1153.

［21］郑怡然，柳葳，石林. 丧葬仪式对丧亲者哀伤反应的影响［J］. 中国临床心理学杂志，2016，24（4）：695-701.

［22］ADAMS J. Pet Death as Disenfranchised Loss: Examining Posttraumatic Growth and Attachment in College Students［D］. Colorado：Colorado State University, 2021.

［23］AIBUQUERQUE S, TEIXEIRA A M, ROCHA J C. COVID-19 and disenfranchised grief［J］. Frontiers in Psychiatry, 2021(12): 638874.

［24］ASGARI M, GHASEMZADEH M, ALIMOHAMADI A, et al Investigation into grief experiences of the bereaved during the COVID-19 pandemic［J］. OMEGA – Journal of Death and Dying, 2023.

［25］BAILE W F, BUCKMAN R, LENZI R, et al. SPIKES—A Six-Step Protocol for Delivering Bad News: Application to the Patient with Cancer［J］. The Oncologist, 2000, 5(4): 302-311.

［26］BOWLBY J. Attachment and loss［M］. New York: Random House, 1969.

［27］BOWLBY J. Attachment and loss: retrospect and prospect［J］. American Journal of Orthopsychiatry, 1982, 52(4): 664.

［28］BOYNTON E. What to Say (and Not Say) to Someone Who Is Grieving. Right as Rain［EB/OL］.［2023-12-02］. https://rightasrain.uwmedicine.org/life/relationships/how-to-support-someone-grieving.

［29］BUSSOLARI C, HABARTH J M, PHILLIPS S, et al. Self-Compassion, social constraints, and psychosocial outcomes in a pet bereavement sample［J］. OMEGA – Journal of Death and Dying, 2018, 82(3): 389-408.

［30］CANCERcare How to Help Someone Who Is Grieving［EB/OL］.［2023-12-24］. https://www.cancercare.org/publications/67-how_to_help_someone_who_is_grieving.

［31］CESUR-SOYSAL G, ARL E. How we disenfranchise grief for self and other: An empirical study［J］. OMEGA – Journal of Death and Dying, 2022, 89(2): 530-549.

［32］CHARLES R F. Compassion Fatigue: Coping with Secondary Traumatic Stress Disorder in Those Who Treat the Traumatized［M］. New York: Routledge, 1995.

［33］CLEARY M, WEST S, THAPA D K, et al. Grieving the loss of a pet: A qualitative systematic review［J］. Death Studies, 2021, 46(9): 1-12.

［34］CORR C A. Enhancing the concept of disenfranchised grief［J］. OMEGA – Journal of

Death and Dying, 1999, 38(1): 1–20.

[35] CUDDY-CASEY M, ORVASCHEL H. Children's understanding of death in relation to child suicidality and homicidality [J]. Clinical Psychology Review, 1997, 17(1): 33–45.

[36] CUNNINGHAM N. Taking care of grieving through poetry: Memories of palliative care's presence or absence [J]. Families, Systems, & Health, 2009, 27(1): 98.

[37] CURRIER J M, HOLLAND J M, NEIMEYER R A. Sense-making, grief, and the experience of violent loss: Toward a mediational model [J]. Death Studies, 2006, 30(5): 403–428.

[38] DYREGROV A. Grief in children: A handbook for adults (2nd ed.) [M]. London: Jessica Kingsley Publishers, 2008.

[39] ECKERD L M, BARNETT J E, JETT-DIAS L. Grief following pet and human loss: Closeness is key [J]. Death Studies, 2016, 40(5): 275–282.

[40] EISMA M C, SCHUT H A W, STROEBE M S, et al. Adaptive and maladaptive rumination after loss: A three-wave longitudinal study [J]. British Journal of Clinical Psychology, 2015, 54(2): 163–180.

[41] FRIEDMAN R, JAMES C, James J W. The grief recovery handbook for pet loss [M]. Lanham, MD: Taylor Trade Publishing, 2014.

[42] GYULAY J. Grief responses [J]. Issues in Comprehensive Pediatric Nursing,1989, 12(1): 1–31.

[43] HelpGuide.org. Helping someone who's grieving [EB/OL]. [2024–01–02]. https://www.helpguide.org/articles/grief/helping-someone-who-is-grieving.htm.

[44] HEUSTIS J, JENKINS M. Companioning at a time of perinatal loss a guide for Nurses, physicians, social workers, chaplains and other bedside caregivers [M].Fort Collins: Companion Press, 2005.

[45] HUGHES B, LEWIS H B. The Impact of Continuing Bonds Between Pet Owners and Their Pets Following the Death of Their Pet: A Systematic Narrative Synthesis [J]. OMEGA – Journal of Death and Dying, 2022.

[46] JI Y, LIU X, ZHENG S, et al. Validation and application of the Chinese version of the Columbia-Suicide Severity Rating Scale: Suicidality and cognitive deficits in patients with major depressive disorder [J]. Journal of Affective Disorders, 2023, 342: 139–147.

[47] KALANTARI M, YULE W, DYREGROV A, et al. Efficacy of writing for recovery on traumatic grief symptoms of Afghani refugee bereaved adolescents: A randomized control trial [J]. OMEGA–Journal of Death and Dying, 2012, 65(2): 139–150.

[48] KILLIKELLY C, LORENZ L, BAUER S, et al. Prolonged grief disorder: Its co-

occurrence with adjustment disorder and post-traumatic stress disorder in a bereaved Israeli general-population sample [J]. Journal of Affective Disorders, 2019, 249: 307-314.

[49] KLASS D, SILVERMAN P R, NICKMAN S. Continuing bonds: New understandings of grief [M]. New York: Taylor & Francis, 2014.

[50] KOGAN L, ERDMAN P. Pet loss, grief, and therapeutic interventions : practitioners navigating the human-animal bond [M]. Abingdon: Routledge, 2019.

[51] LANG A, FLEISZER A R, DUHAMEL F, et al. Perinatal loss and parental grief: The challenge of ambiguity and disenfranchised grief [J]. OMEGA - Journal of Death and Dying, 2011, 63(2): 183-196.

[52] LANGE A, RIETDIJK D, HUDCOVICOVA M, et al. Interapy: a controlled randomized trial of the standardized treatment of posttraumatic stress through the internet [J]. Journal of Consulting and Clinical Psychology, 2003, 71(5): 901.

[53] LEDUFF L D, BRADSHAW W T, BLAKE S M. Transitional objects to facilitate grieving following perinatal loss [J]. Advances in Neonatal Care, 2017, 17(5): 347-353.

[54] LICHTENTHAL W G, CRUESS D G. Effects of directed written disclosure on grief and distress symptoms among bereaved individuals [J]. Death Studies, 2010, 34(6): 475-499.

[55] LUNDORFF M, HOLMGREN H, ZACHARIAE R, et al. Prevalence of prolonged grief disorder in adult bereavement: A systematic review and meta-analysis [J]. Journal of Affective Disorders, 2017, 212: 138-149.

[56] LYNCH S H, LOBO M L. Compassion fatigue in family caregivers: A Wilsonian concept analysis [J]. Journal of Advanced Nursing, 2012, 68(9): 2125-2134.

[57] MARKIN R D, ZILCHA-MANO S. Cultural processes in psychotherapy for perinatal loss: Breaking the cultural taboo agoainst perinatal grief [J]. Psychotherapy, 2018, 55(1): 20.

[58] MOONEY B. Goodbye Pet & See You in Heaven: A Memoir of Animals, Love and Loss [M]. London: Biteback Publishing, 2016.

[59] MOREIRA D, AZEREDO A, S á MOREIRA D, et al. Why does grief hurt? [J]. European Psychologist, 2023, 28(1): 35-52.

[60] NEFF K. Self-compassion: An alternative conceptualization of a healthy attitude toward oneself [J]. Self and Identity, 2003, 2(2): 85-101.

[61] NORWOOD T. Metaphor and neonatal death: how stories can help when a baby dies at birth [J]. Life Writing, 2021, 18(1): 113-124.

[62] O'LEARY J, WARLAND J. Meeting the needs of parents pregnant and parenting after

perinatal loss［M］. Abingdon: Routledge, 2016.

［63］ PARK R M, ROYAL K D, GRUEN M E. A literature review: Pet bereavement and coping mechanisms［J］. Journal of Applied Animal Welfare Science, 2021, 26(3): 285-299.

［64］ PAYKEL E S. Basic concepts of depression［J］. Dialogues in Clinical Neuroscience, 2008, 10(3): 279-289.

［65］ PENNEBAKER J W, FRANCIS M E. Cognitive, emotional, and language processes in disclosure［J］. Cognition & Emotion, 1996, 10(6): 601-626.

［66］ PITCHO-PRELORENTZOS S, MAHAT-SHAMIR M. "empty chairs at empty tables": Disenfranchisement by association［J］. OMEGA – Journal of Death and Dying, 2020, 84(4): 998-1010.

［67］ PITMAN A, OSBORN D, KING M, et al. Effects of suicide bereavement on mental health and suicide risk［J］. The Lancet Psychiatry, 2014, 1(1): 86-94.

［68］ POLTORAK D Y, GLAZER J P. The development of children's understanding of death: cognitive and psychodynamic considerations［J］. Child Adolesc Psychiatr Clin N Am, 2006, 15(3): 567-73.

［69］ PRIGERSON H G, KAKARALA S, GANG J, et al. History and status of prolonged grief disorder as a psychiatric diagnosis［J］. Annual Review of Clinical Psychology, 2021, 17(1): 109-126.

［70］ PRIGERSON H G, BOELEN P A, XU J, et al. Validation of the new DSM-5-TR criteria for prolonged grief disorder and the PG-13-revised (PG-13-R) scale［J］. World Psychiatry, 2021, 20(1): 96-106.

［71］ RANDO T A. Anticipatory grief: The term is a misnomer but the phenomenon exists［J］. Journal of Palliative Care, 1988, 4(1-2): 70-73.

［72］ ROLBIECKI A J, WASHINGTON K T, BITSICAS K. Digital storytelling as an intervention for bereaved family members［J］. OMEGA-Journal of Death and Dying, 2021, 82(4): 570-586.

［73］ SCHUT M S H. The dual process model of coping with bereavement: Rationale and description［J］. Death Studies, 1999, 23(3): 197-224.

［74］ SCHMIDT M, NAYLOR P E, COHEN D, et al. Pet loss and continuing bonds in children and adolescents［J］. Death Studies, 2018, 44(5): 1-7.

［75］ SELLECK C D. "We Just Didn't Talk About It": Strategies of Stigmatized Grief Management［D］. Johnson City: East Tennessee State University, 2021.

［76］ SHEAR K, SHAIR H. Attachment, loss, and complicated grief［J］. Developmental Psychobiology: The Journal of the International Society for Developmental Psychobiology, 2005, 47(3): 253-267.

［77］SHEAR M K, SKRITSKAYA N A. Bereavement and anxiety［J］. Current Psychiatry Reports, 2012, 14(3): 169–175.

［78］SIFE W. The loss of a pet: a guide to coping with the grieving process when a pet dies ［M］.［S. l.］: Howell Book House, 2014.

［79］SMITH C B. Anxiety: The missing stage of grief: A revolutionary approach to understanding and healing the impact of loss［M］. New York: Hachette GO, 2018.

［80］STEYN M, MOEN M. Drawing sadness: What are young children telling us?［J］. Early Child Development and Care, 2019, 189(1): 79–93.

［81］STROEBE M, SCHUT H. The dual process model of coping with bereavement: A decade on［J］. OMEGA–Journal of Death and Dying, 2010, 61(4): 273–289.

［82］STROEBE M, SCHUT H. Family matters in bereavement: Toward an integrative intra-interpersonal coping model［J］. Perspectives on Psychological Science, 2015, 10(6): 873–879.

［83］STROEBE M, SCHUT H, STROEBE W. Health outcomes of bereavement［J］. The Lancet, 2007, 370(9603): 1960–1973.

［84］TANG S. Rumination following bereavement in Chinese bereaved people: a process-oriented perspective［J］. HKU Theses Online (HKUTO), 2018.

［85］WATSON S. Pregnancy and infant loss: Honoring a baby you've lost［EB/OL］. ［2024–06–15］.https://www.babycenter.com/pregnancy/your-life/honoring-a-baby-who-dies-in-pregnancy-or-infancy_10339724.

［86］WEBER M, ALVARIZA A, KREICBERGS U, et al. Adaptation of a Grief and Communication Family Support Intervention for parentally bereaved families in Sweden ［J］. Death Studies, 2021, 45(7): 528–537.

［87］WEN F H, PRIGERSON H G, CHON W C, et al. How symptoms of prolonged grief disorder, posttraumatic stress disorder, and depression relate to each other for grieving ICU families during the first two years of bereavement［J］. Critical Care, 2022, 26(1).

［88］WENZEL K. 10 Ways to Help a Grieving Friend. Hospice of the Red River Valley［EB/OL］.［2023–12–26］. https://www.hrrv.org/blog/10-ways-to-help-a-grieving-friend/.

［89］WISEMAN T. A concept analysis of empathy［J］. Journal of Advanced Nursing, 1996, 23(6): 1162–1167.

［90］World Health Organization. ICD–11 for Mortality and Morbidity Statistics: Prolonged grief disorder［EB/OL］.［2024–05–12］. https://icd.who.int/browse/2024–01/mms/en#1183832314.

［91］YEHUDA R, HOGE C W, MCFARLANE A C, et al. Post–traumatic stress disorder［J］. Nature Reviews Disease Primers, 2015, 1(1): 1–22.

［92］YUAN M, LIU J, ZHONG B. Prevalence of prolonged grief disorder and its symptoms among bereaved individuals in China: a systematic review and meta-analysis [J]. General Psychiatry, 2024, 37: e101216.

[93] ZHU J, LIANG J, MU Y, et al. Sociodemographic and obstetric characteristics of stillbirths in China: a census of nearly 4 million health facility births between 2012 and 2014 [J]. The Lancet Global Health, 2016, 4(2): e109-e118.